YOGA
Anatomia Ilustrada

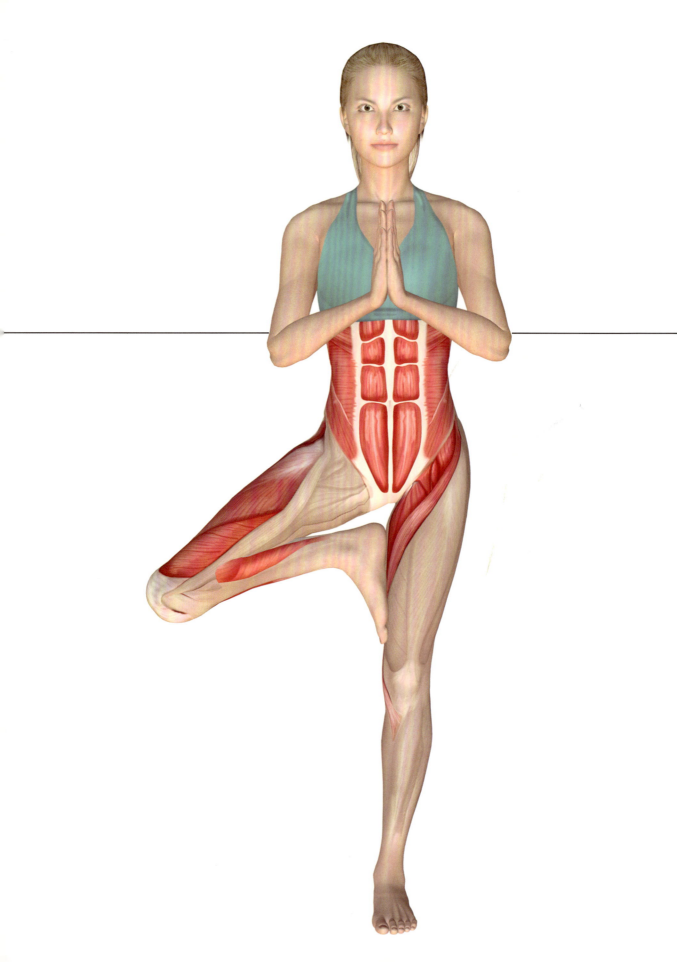

YOGA

Anatomia Ilustrada

Abigail Ellsworth

Título original em inglês: *Anatomy of Yoga*
Copyright © 2010 Moseley Road Incorporated. Todos os direitos reservados.

Este livro contempla as regras do Novo Acordo Ortográfico da Língua Portuguesa.

Editor gestor: Walter Luiz Coutinho
Editora de traduções: Denise Yumi Chinem
Produção editorial: Priscila Mota, Karen Daikuzono e Rodrigo de Oliveira Silva

Tradução: Patricia Fonseca Pereira
      Graduada em Medicina pela Universidade Federal Fluminense e em Letras pela Universidade Estácio de Sá
      Mestre em pesquisa clínica pela Fundação Oswaldo Cruz

Revisão de tradução e revisão de prova: Depto. editorial da Editora Manole
Diagramação: LCT Tecnologia e Serviços Ltda.
Adaptação da capa para a edição brasileira: Depto. de arte da Editora Manole

Dados Internacionais de Catalogação na Publicação (CIP)
(Câmara Brasileira do Livro, SP, Brasil)

Ellsworth, Abigail
   Yoga : anatomia ilustrada / Abigail Ellsworth ;
[tradução Patricia Fonseca Pereira]. -- 1. ed. --
Barueri, SP : Manole, 2012.

   Título original: Anatomy of yoga.
   ISBN 978-85-204-3453-6

   1. Raja ioga 2. Raja ioga - Técnicas I. Título.

12-05943   CDD-613.7046

     Índices para catálogo sistemático:
    1. Raja ioga : Técnicas 613.7046

Nenhuma parte deste livro poderá ser reproduzida, por qualquer processo,
sem a permissão expressa dos editores.
É proibida a reprodução por xerox.
A Editora Manole é filiada à ABDR – Associação Brasileira de Direitos Reprográficos.

Edição brasileira – 2012

Direitos em língua portuguesa adquiridos pela:
Editora Manole Ltda.
Av. Ceci, 672 – Tamboré
06460-120 – Barueri – SP – Brasil
Tel.: (11) 4196-6000 – Fax: (11) 4196-6021
www.manole.com.br
info@manole.com.br

Impresso no Brasil
Printed in Brazil

Aviso
O conteúdo deste livro destina-se a promover informações úteis ao público geral. Todos os materiais, incluindo textos, gráficos e imagens, são de caráter apenas informativo e não substituem diagnósticos, recomendações ou tratamentos médicos para condições específicas. Todos os leitores devem procurar assistência médica profissional antes de iniciar qualquer programa de exercício ou para qualquer outro problema específico de saúde. A autora e os editores não recomendam ou endossam tratamentos, procedimentos, conselhos ou outras informações que possam ser encontradas neste livro e, especificamente, eximem-se de toda e qualquer responsabilidade por prejuízos ou danos que possam ocorrer por consequência direta ou indireta do uso de quaisquer informações contidas nesta publicação.

SUMÁRIO

Introdução 8

Fundamentos da Respiração . . . . IO

Anatomia do Corpo Inteiro I6

AQUECIMENTO E RELAXAMENTO 20

    Postura Fácil (Sukhasana) 22

    Postura do Bastão (Dandasana) 23

    Postura do Cachorro Olhando para Baixo (Adho Mukha Svanasana) 24

    Postura do Cachorro Estendido (Uttana Shishosana) 25

    Postura do Gato para Postura da Vaca (Marjaryasana para Bitilasana) 26

    Postura da Criança (Balasana) 27

    Postura de Apana (Apanasana) 28

    Postura do Cadáver (Savasana) 29

POSTURAS EM PÉ 30

    Postura da Montanha (Tadasana) 32

    Postura da Guirlanda (Malasana) 34

    Postura dos Braços para Cima (Urdhva Hastasana) 36

    Postura da Cadeira (Utkatasana) 37

    Postura da Árvore (Vrksasana) 38

    Postura da Águia (Garudasana) 40

    Postura do Triângulo (Trikonasana) 42

    Postura Invertida do Triângulo (Parivrtta Trikonasana) 44

    Postura da Meia-Lua (Ardha Chandrasana) 46

    Postura Estendida com a Mão no Dedão do Pé (Utthita Hasta Padangusthasana) . . 48

    Postura Crescente (Anjaneyasana) 50

    Postura Equestre (Ashva Sanchalanasana) 52

    Postura do Guerreiro I (Virabhadrasana I) 54

    Postura do Guerreiro II (Virabhadrasana II) 56

    Postura do Guerreiro III (Virabhadrasana III) 58

    Postura Estendida em Ângulo Lateral (Utthita Parsvakonasana) 60

POSTURAS COM INCLINAÇÕES PARA A FRENTE 62

Postura do Alongamento Lateral Intenso (Parsvottanasana) 64

Postura do Alongamento Intenso para a Frente (Uttanasana) 66

Meia Postura do Alongamento Intenso para a Frente (Ardha Uttanasana) 67

Postura da Cabeça no Joelho (Janu Sirsasana) 68

Postura Sentada com Alongamento para a Frente (Paschimottanasana) 69

Postura do Alongamento Intenso com os Pés Afastados (Prasarita Padottanasana) . 70

Postura do Alongamento Sentado em Ângulo Aberto (Upavistha Konasana) 72

Postura da Perna Estendida (Urdhva Prasarita Eka Padasana) 74

POSTURAS COM INCLINAÇÕES PARA TRÁS/RETROFLEXÕES 76

Postura do Cachorro Olhando para Cima (Urdhva Mukha Svanasana) 78

Postura da Cobra (Bhujangasana) 80

Meia Postura do Sapo (Ardha Bhekasana) 82

Postura do Arco (Dhanurasana) 84

Postura da Ponte (Setu Bandhasana) 86

Postura do Arco Olhando para Cima (Urdhva Dhanurasana) 88

Postura do Camelo (Utrasana) 90

Postura do Peixe (Matsyasana) 92

Postura do Gafanhoto (Salabhasana) 94

Postura do Pombo Real com Uma Perna Estendida (Eka Pada Rajakapotasana) ... 96

Postura do Rei dos Dançarinos (Natarajasana) 98

POSTURAS SENTADAS E TORÇÕES 100

Postura do Herói (Virasana) 102

Postura Reclinada do Herói (Supta Virasana) 103

Postura em Ângulo Fechado (Baddha Konasana) 104

Postura da Lenha (Agnistambhasana) 105

Postura da Cara de Vaca (Gomukhasana) 106

Meia Postura de Lótus (Ardha Padmasana) 108

Postura de Lótus (Padmasana) 109

SUMÁRIO

Postura do Barco (Paripurna Navasana) 110

Postura do Macaco (Hanumanasana) 112

Postura do Sábio Bharadvajasana I (Bharadvajasana I) 114

Torção Reclinada 116

Postura Torcida da Cabeça em Direção ao Joelho (Parivrtta Janu Sirsasana) 118

Postura de Marichi (Marichyasana) 120

Meia Postura do Senhor dos Peixes (Ardha Matsyendrasana) 122

Postura Torcida da Cadeira (Parivrtta Utkatasana) 124

POSTURAS DE SUSTENTAÇÃO COM OS BRAÇOS E INVERSÕES 126

Postura da Prancha para Cima (Purvottanasana) 128

Postura da Grua (Bakasana) 130

Postura Lateral da Grua (Parsva Bakasana) 132

Postura da Prancha 134

Postura do Bastão em Quatro Apoios (Chaturanga Dandasana) 135

Postura das Oito Curvas de Astavakra (Astavakrasana) 136

Postura da Prancha Lateral (Vasisthasana) 138

Postura do Arado (Halasana) 140

Postura da Vela (Salamba Sarvangasana) 142

Postura do Golfinho 144

Postura com Apoio sobre a Cabeça (Salamba Sirsasana) 145

SEQUÊNCIAS DE YOGA 146

Saudação ao Sol (A) 148

Saudação ao Sol (B) 150

Sequência do Iniciante 152

Sequência Intermediária 154

Sequência Avançada 156

Glossário dos Músculos 158

Créditos e Agradecimentos 160

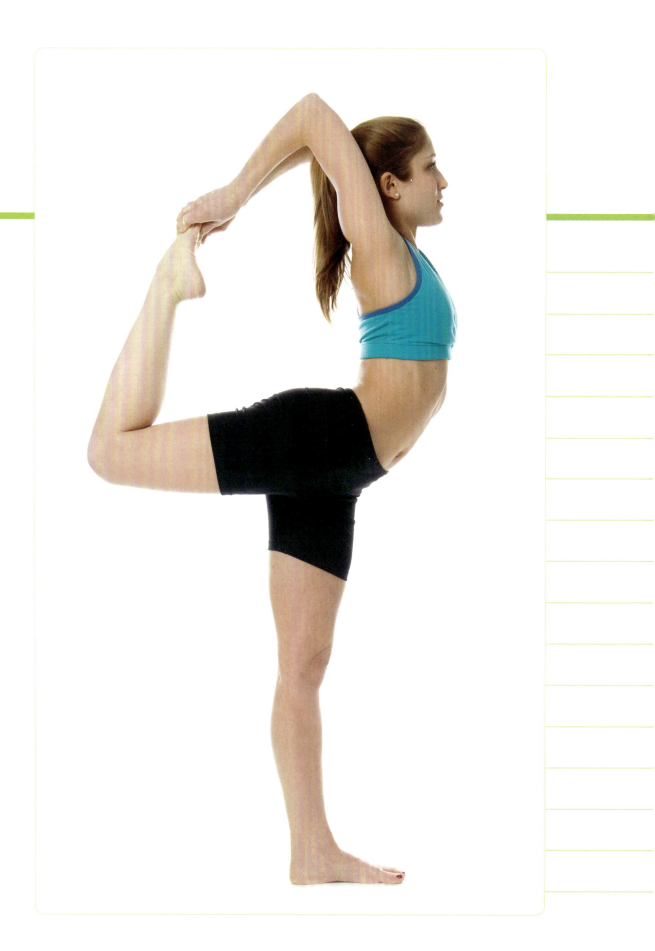

INTRODUÇÃO

A prática da yoga, desenvolvida há milhares de anos na Índia, tem por objetivo educar o corpo, a mente e o espírito. Atualmente, esse sistema antigo tornou-se uma das formas mais populares tanto de se manter a forma como de encontrar um pouco de serenidade no mundo agitado de hoje. Por meio de técnicas de respiração e do aperfeiçoamento de uma série de posturas – conhecidas como asanas –, alunos de yoga revigoram tanto o corpo como a mente.

YOGA – ANATOMIA ILUSTRADA enfoca o aspecto físico e apresenta mais de cinquenta asanas comuns a vários ramos da yoga. As fotos do passo a passo e as ilustrações anatômicas guiarão você na realização dos asanas do princípio ao fim, apontando os músculos trabalhados em cada postura. Há, também, dicas práticas para guiá-lo à medida que aprende a executar e a dominar cada asana, percebendo o enfoque de cada um e permitindo que priorize áreas específicas do corpo em cada posição. Os asanas estão agrupados em cinco seções — Posturas em pé, Posturas com inclinações para a frente, Posturas com inclinações para trás/retroflexões, Posturas sentadas e torções, e Posturas de sustentação com os braços e inversões —, além de uma seção que o auxiliará a utilizá-las juntas em sequências encadeadas.

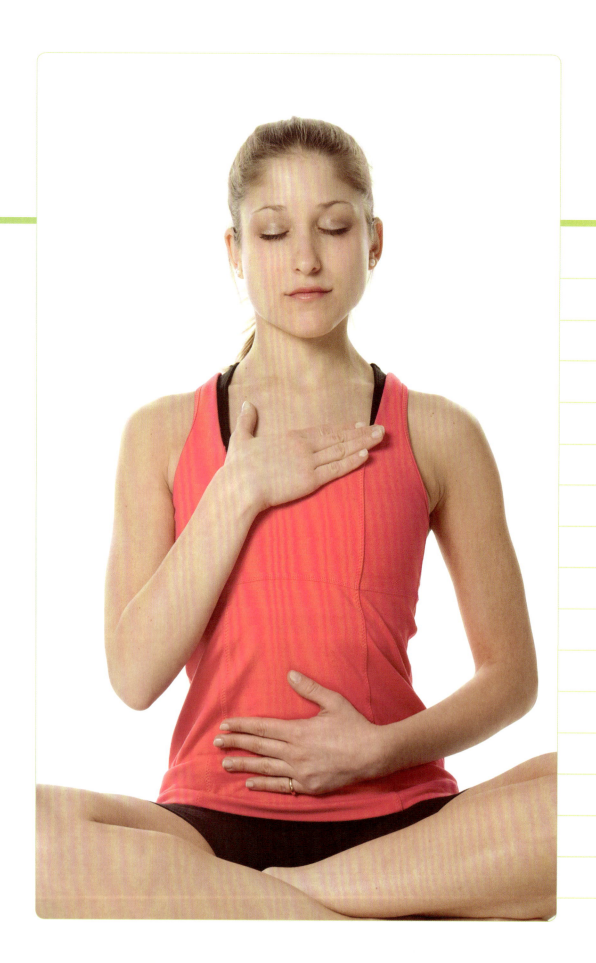

FUNDAMENTOS DA RESPIRAÇÃO

A yoga é composta basicamente pelas posturas físicas, ou asanas, executadas.

Os asanas se concentram na força, na flexibilidade e no controle físico. Entretanto, sob nossa estrutura de ossos, tendões e músculos, há todo um sistema respiratório funcionando simultaneamente. Semelhante aos processos de digestão e de função celular, a respiração leva nutrientes para o corpo e expele o que não é aproveitado.

A respiração é o elo entre as nossas partes física e mental, e o seu controle, ou Pranayama, é uma prática importante da yoga, a qual você deve exercitar isoladamente e incorporar à prática do asana. Assim, a expansão e o fortalecimento da respiração e da mente coincidirão com o alongamento e o fortalecimento do corpo.

CONTROLE DA RESPIRAÇÃO
(PRANAYAMA)

FUNDAMENTOS DA RESPIRAÇÃO

Praticar o Pranayama significa controlar a energia prânica interna, ou sopro vital. Apana refere-se à eliminação do ar – a ação oposta ao prana. Ao inalar o sopro vital, você deve também eliminar as toxinas presentes no sistema respiratório.

Há vários exercícios de Pranayama para praticar o movimento do prana. Seguem abaixo exemplos tanto de exercícios de revitalização como de relaxamento, todos com o objetivo de reabastecer os pulmões com oxigênio fresco e de conectar sua mente ao seu corpo.

SIGNIFICADO EM SÂNSCRITO
- *Prana* = energia interna da respiração, sopro vital; *pra* = antes; *an* = respirar, viver; *ayama* = expansão, controle

NÍVEL
- Todos os níveis

BENEFÍCIOS
- Restaura a saúde e a clareza mental
- Fornece alívio ao estresse
- Melhora o controle emocional e físico
- Aumenta a percepção dos ritmos corporais

❶ SAMAVRTTI = RESPIRAÇÃO SIMÉTRICA

Observe as irregularidades da sua respiração e a transição para uma respiração mais lenta e regular. Para realizar a respiração simétrica, ou Samavrtti, inspire contando até quatro e, em seguida, expire contando até quatro. Essa técnica de respiração acalma a mente e cria uma sensação de equilíbrio e estabilidade.

❷ UJJAYI = RESPIRAÇÃO VITORIOSA

Algumas vezes, a Ujjayi é chamada de "respiração do oceano", por causa do som que o ar faz ao percorrer a estreita passagem epiglótica. Para praticar a Ujjayi, contraia a epiglote na parte de trás da garganta, mantendo o mesmo ritmo regular da respiração Samavritti. Permaneça com a boca fechada e ouça o ruído na parte de trás da sua garganta. A respiração Ujjayi tonifica os órgãos internos, eleva o calor interno do corpo, melhora a concentração e acalma a mente e o corpo.

❸ KUMBHAKA = RETENÇÃO DA RESPIRAÇÃO

Kumbhaka é a prática de prender a respiração.

Inicie a respiração Ujjayi ou Samavrtti. Após quatro ciclos respiratórios sucessivos, prenda a respiração em Kumbhaka, contando até quatro ou oito. Em seguida, permita que sua expiração dure mais que a inspiração. Inicialmente, sua Kumbhaka será mais curta do que as outras respirações. Aos poucos, reduza o número de ciclos entre as respirações Kumbhaka e aumente o número de contagem nas inspirações, expirações e retenções. Desenvolva uma expiração duas vezes mais longa do que a inspiração e uma respiração Kumbhaka três vezes mais longa. A prática da Kumbhaka fortalece o diafragma, repõe energia e limpa o sistema respiratório.

CONTROLE DA RESPIRAÇÃO

INICIANDO A PRÁTICA DA RESPIRAÇÃO PRANAYAMA

Antes de praticar o Pranayama em posturas sentadas, deite-se na Postura do Cadáver (Savasana, ver p. 29) para se concentrar em sua respiração. Respire suavemente e se concentre em preencher todas as partes dos pulmões com oxigênio. O ar deve preencher seus pulmões de baixo para cima. Primeiro, seu diafragma se expande para ocupar o abdome. Em seguida, o ar ocupa a porção média dos pulmões dentro da caixa torácica até que, finalmente, atinje a porção superior, o que é indicado pela elevação do tórax. Ambos os lados do tórax devem elevar-se igualmente. A maioria das pessoas preenche apenas as porções superiores dos pulmões, deixando as porções inferiores desprovidas de nutrição adequada. Quando você estiver pronto para praticar o Pranayama em uma postura sentada confortável, comece colocando uma mão sobre o tórax e a outra sobre os músculos abdominais. Isto o ajudará a perceber a sua respiração. Feche os olhos, alongue a coluna, encolha levemente o queixo em direção ao esterno e ouça sua respiração à medida que a caixa torácica e os músculos abdominais se expandem e se contraem. Concentre-se no caminho que a sua respiração percorre, no seu ritmo e na textura do som.

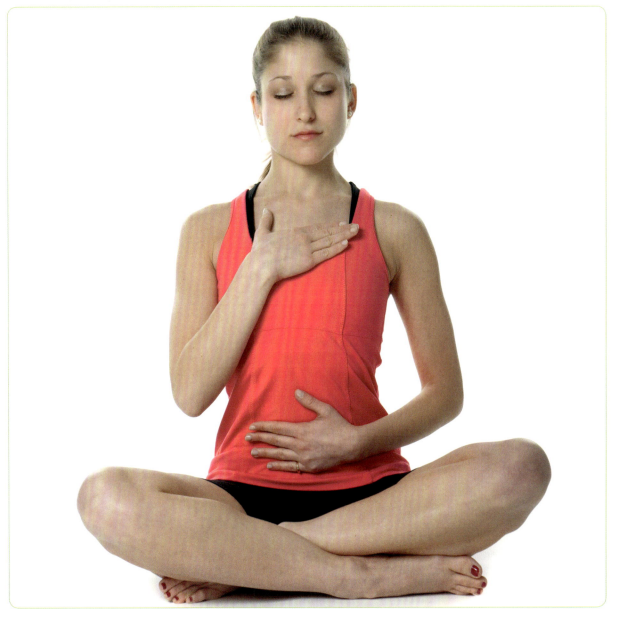

CONTROLE DA RESPIRAÇÃO CONTINUAÇÃO
(PRANAYAMA)

❹ ANULOMA VILOMA = RESPIRAÇÃO POR NARINAS ALTERNADAS

O Anuloma Viloma purifica os canais de energia, ou *nadis,* por meio das narinas direita e esquerda. Isso estimula o movimento do prana. Inicie com a posição de mão Vishnu Mudra, com o dedo indicador e o dedo médio da mão direita dobrados para baixo. Posicione o polegar sobre a narina

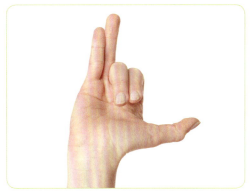

❶ Para realizar a posição de mão Vishnu Mudra, dobre os dedos indicador e médio para baixo, enquanto mantém o anular e o mínimo unidos e apontados para cima.

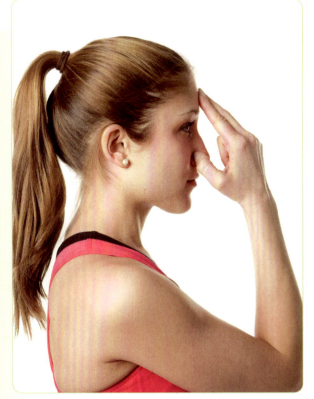

Para estimular o chakra Ajna, coloque os dedos indicador e médio sobre a testa. O chakra Ajna é conhecido como o chakra da mente. Diz-se que esse espaço entre as sobrancelhas é o local por onde a energia nadis passa ao atravessar as narinas e se encontrar com a nadi central. Essa é uma posição de mão muito poderosa na prática do Pranayama.

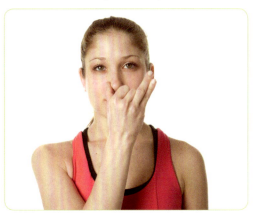

❷ Com a mão posicionada em Vishnu Mudra, feche a narina direita com o polegar direito e inspire pela narina esquerda.

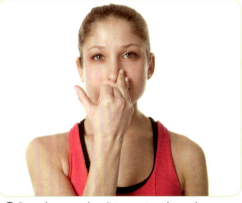

❸ Prenda a respiração apertando ambas as narinas com os dedos anular e polegar e, em seguida, solte o polegar para expirar pela narina direita.

CONTROLE DA RESPIRAÇÃO

direita e inspire pela narina esquerda, mantendo a boca fechada. No fim da inspiração, tampe a narina esquerda com o dedo anular e segure-a por um instante. Levante o polegar e expire pela narina direita. Então inspire pela narina direita, e assim sucessivamente. Comece com cinco ciclos e, à medida que for praticando, aumente gradualmente o número de ciclos. O Anuloma Viloma reduz o ritmo cardíaco e alivia o estresse.

❺ KAPALABHATI = O CRÂNIO BRILHANTE

A respiração Kapalabhati consiste em uma ação de bombeamento rítmico nos músculos abdominais para a expiração. Inicie relaxando os músculos abdominais e encha de ar o diafragma. Em seguida, empurre o ar para fora do ventre por meio de uma expiração rápida e explosiva. A inspiração segue de forma automática. Esse é um ciclo. Inicie com duas séries de dez ciclos e, gradualmente, passe para quatro séries de vinte ciclos. O Kapalabhati fortalece o diafragma, repõe energia e purifica o sistema respiratório.

❻ SITHALI = RESPIRAÇÃO REFRESCANTE

Diferentemente da maioria dos exercícios de Pranayama, na respiração Sithali a inalação ocorre por intermédio da boca. Para praticar o Sithali, enrole as laterais da língua e coloque-a levemente para fora da boca. Inspire através da cavidade formada pela língua. Prenda a respiração, feche a boca e expire pelo nariz. Continue por cinco ou dez ciclos. O Sithali esfria o corpo, proporcionando conforto.

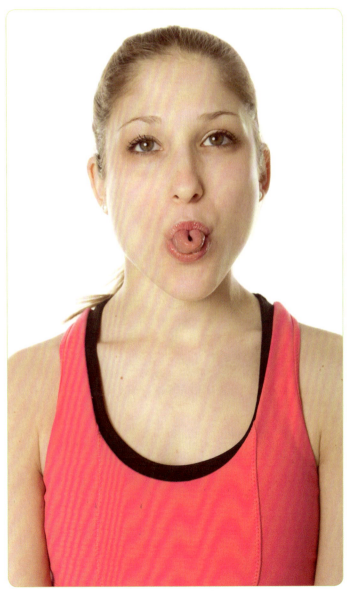

A respiração Sithali literalmente esfria o corpo. Enrole a língua e inspire pela boca.

PARTE SUPERIOR DO CORPO
(ANTERIOR)

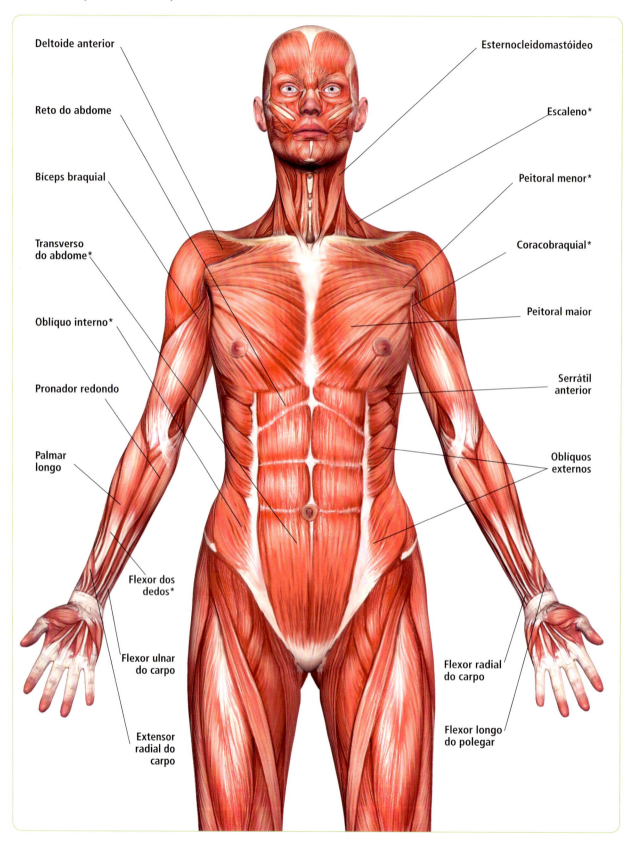

PARTE SUPERIOR DO CORPO
(POSTERIOR)

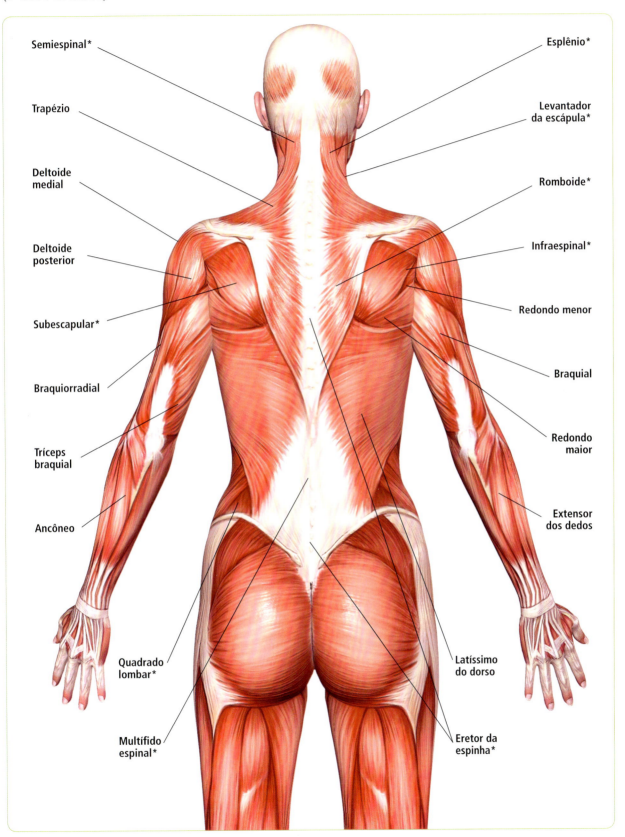

PARTE INFERIOR DO CORPO
(ANTERIOR)

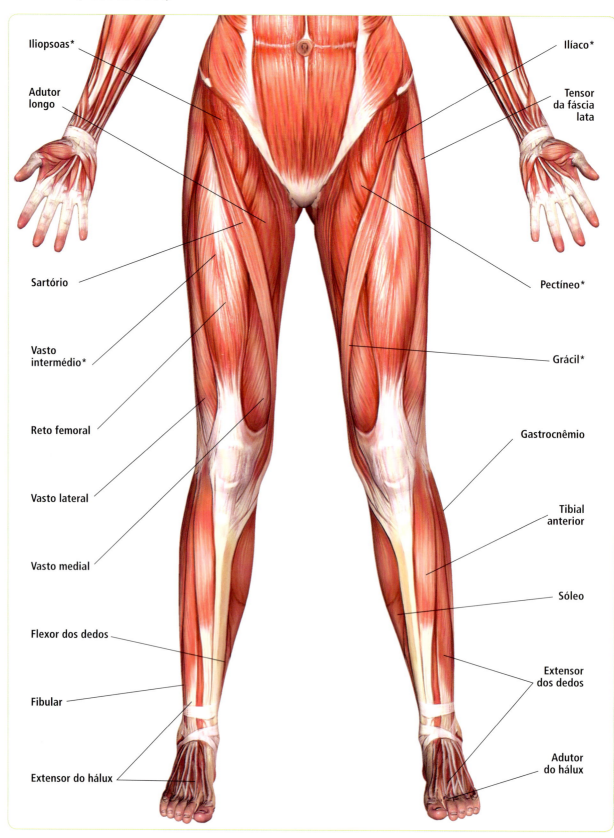

PARTE INFERIOR DO CORPO
(POSTERIOR)

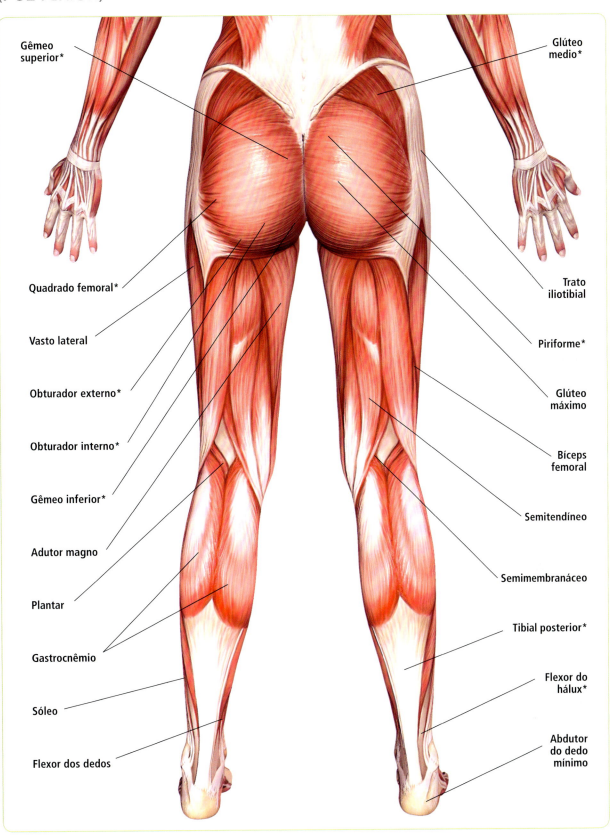

ANATOMIA DO CORPO INTEIRO

19

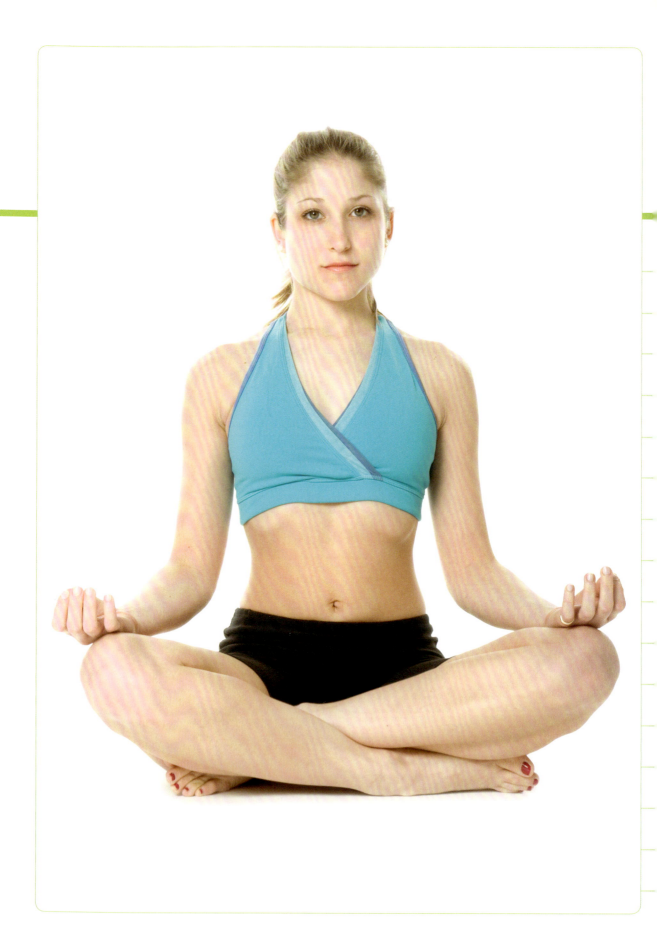

AQUECIMENTO E RELAXAMENTO

As posturas de aquecimento e relaxamento na yoga são as mais importantes para garantir que você tire proveito de todos os benefícios da prática. As primeiras posturas a serem realizadas procuram despertar os músculos, aumentar o ritmo cardíaco e liberar a tensão do corpo, sendo que as últimas têm por objetivo relaxar os músculos, diminuir o ritmo cardíaco e fornecer alívio após um exercício revigorante. Um alongamento moderado, especialmente depois que você se exercita, é fundamental para prevenir lesões. Nessas posturas, integre a mente, o corpo e a respiração para encontrar o foco necessário na sua prática de yoga. Posturas como a Postura Fácil e a Postura do Bastão compõem a base da maioria das posturas sentadas, enquanto posturas como a Postura de Apana funcionam como contrapontos para as retroflexões.

POSTURA FÁCIL
(SUKHASANA)

AQUECIMENTO E RELAXAMENTO

① Sente-se no solo com as pernas estendidas à sua frente.

② Flexione os joelhos e cruze as canelas para dentro, deslizando o pé esquerdo por baixo do joelho direito e o pé direito por baixo do joelho esquerdo, formando um espaço entre os pés e a virilha. Relaxe os joelhos sobre o chão.

③ Firme seus ísquios no solo e erga a coluna. Mantenha uma posição neutra da pelve aos ombros. Abra o peito e relaxe os ombros.

④ Coloque o dorso das mãos sobre os joelhos, formando um "O" com seus polegares e indicadores. Respire de forma lenta e regular.

⑤ Permaneça nessa posição pelo tempo que desejar. Não se esqueça de também praticar essa postura alternando as pernas.

FAÇA CORRETAMENTE
- Para ajudar a manter a neutralidade da pelve, coloque uma manta dobrada sob os ísquios.
- Relaxe o dorso dos pés no chão.

EVITE
- Puxar os pés em direção à virilha.
- Arquear a região lombar além da posição neutra da coluna.

SIGNIFICADO EM SÂNSCRITO
- *Sukh* = alegria, conforto

NÍVEL
- Iniciante

BENEFÍCIOS
- Abre o quadril
- Fortalece a coluna
- Alivia o estresse

FOCOS DE ATENÇÃO/ CONTRAINDICAÇÕES
- Lesão do joelho
- Lesão do quadril

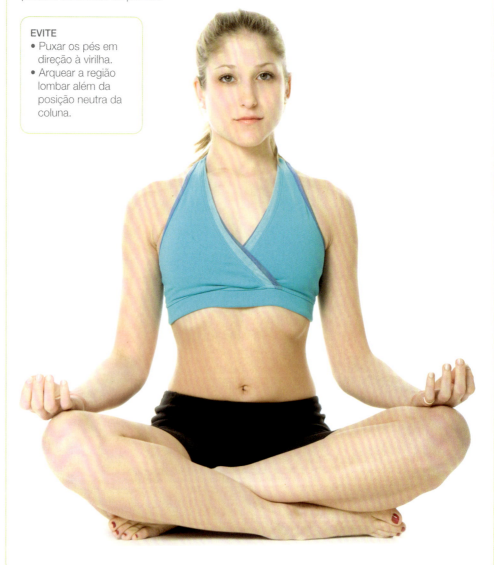

POSTURA DO BASTÃO
(DANDASANA)

FAÇA CORRETAMENTE
- Se os seus músculos da região posterior da coxa estiverem particularmente tensos, coloque uma manta dobrada sob os ísquios.
- Vire as coxas levemente para dentro, apontando os joelhos para o teto.

a

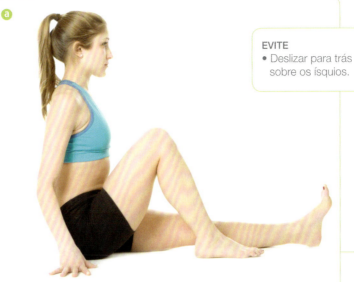

EVITE
- Deslizar para trás sobre os ísquios.

AQUECIMENTO E RELAXAMENTO

① Sente-se no chão com as pernas unidas e estendidas à sua frente. Mantenha os ísquios no chão e deixe-os afastados dos calcanhares.

② Contraia os músculos das pernas, pressionando-os contra o chão. Coloque as palmas das mãos no solo, ao lado do quadril, e erga a coluna. Flexione os pés.

③ Alongue o tórax e olhe para a frente, encolhendo levemente o queixo para baixo. Relaxe os ombros e puxe os músculos abdominais em direção à coluna.

④ Permaneça nessa posição por 1 minuto ou mais.

b

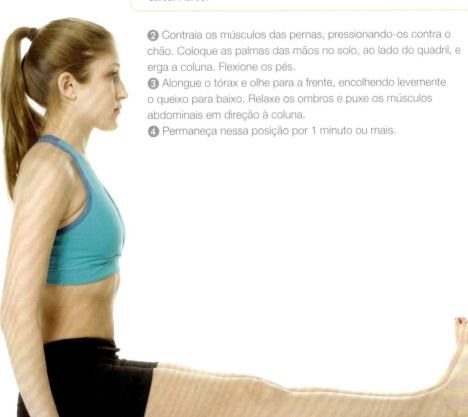

SIGNIFICADO EM SÂNSCRITO
- *Danda* = vara, bastão

NÍVEL
- Iniciante

BENEFÍCIOS
- Fortalece a coluna
- Melhora a postura

FOCO DE ATENÇÃO/ CONTRAINDICAÇÃO
- Lesão da região lombar

POSTURA DO CACHORRO OLHANDO PARA BAIXO (ADHO MUKHA SVANASANA)

AQUECIMENTO E RELAXAMENTO

❶ Ajoelhe-se apoiando as mãos e os joelhos no solo, mantendo os joelhos alinhados ao quadril. Estique um pouco as mãos, na frente dos ombros, com as pontas dos dedos voltadas para a frente. Elas devem estar separadas pela largura do ombro.

FAÇA CORRETAMENTE
- Se os seus músculos da região posterior da coxa estiverem particularmente tensos, pratique essa postura com os joelhos levemente flexionados e com os calcanhares fora do chão.
- Contraia as coxas para alongar ainda mais a coluna e evite pressão sobre os ombros.

EVITE
- Afundar os ombros nas axilas, formando um arco nas costas.
- Girar a coluna.

SIGNIFICADO EM SÂNSCRITO
- *Adho* = para baixo;
  mukha = face;
  shvana = cão

NÍVEL
- Iniciante

BENEFÍCIOS
- Alonga os ombros, os músculos posteriores da coxa e as panturrilhas
- Fortalece braços e pernas
- Alivia estresse e dores de cabeça

FOCO DE ATENÇÃO/ CONTRAINDICAÇÃO
- Síndrome do túnel do carpo

❷ Mantendo os cotovelos esticados, expire e empurre o solo. Levante os ísquios em direção ao teto e os joelhos para longe do chão. Estenda o quadril para longe das costelas e alongue a coluna.

❸ Empurre os calcanhares para o chão e contraia as coxas. Tente esticar os joelhos. Vire as coxas levemente para dentro e abra o tórax e os ombros. Posicione sua cabeça entre os braços.

❹ Permaneça nessa posição por 30 segundos a 2 minutos.

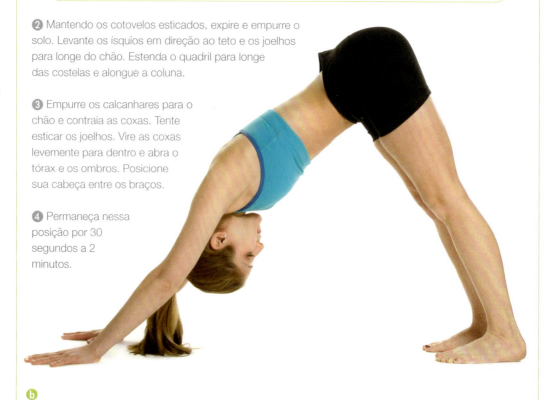

POSTURA DO CACHORRO ESTENDIDO
(UTTANA SHISHOSANA)

① Ajoelhe-se, mantendo os joelhos alinhados com o quadril. As pontas dos seus dedos devem estar voltadas para a frente e suas mãos devem estar separadas pela largura dos ombros.

② Incline-se para a frente, apoiando-se nas mãos e nos joelhos, mantendo os punhos alinhados aos ombros.

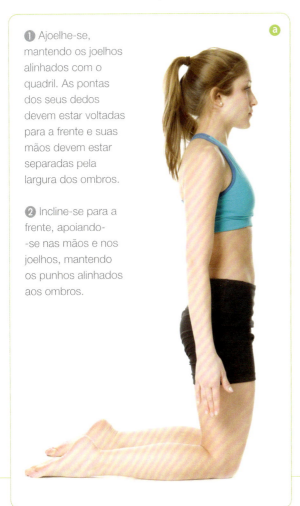

FAÇA CORRETAMENTE
- Arqueie levemente a parte superior das costas, proporcionando aos ombros e à coluna um alongamento suave, aliviando o estresse dos ombros e da coluna.
- Procure alongar a coluna em ambas as direções para se beneficiar ao máximo dessa postura.

EVITE
- Apoiar os cotovelos no solo.
- Deixar o tronco afundar no meio.
- Abandonar a postura rápido demais – tal como em uma postura invertida, a mudança rápida do fluxo sanguíneo pode causar vertigem.

AQUECIMENTO E RELAXAMENTO

SIGNIFICADO EM SÂNSCRITO
- *Uttana* = alongamento acentuado; *shishu* = bebê

NÍVEL
- Iniciante

BENEFÍCIOS
- Alonga os ombros e a coluna

FOCO DE ATENÇÃO/ CONTRAINDICAÇÃO
- Lesão no joelho

③ Expire e empurre o quadril para trás enquanto leva o tórax em direção ao solo. Mantenha os cotovelos esticados, sem encostá-los no chão.

④ Relaxe a testa no solo. Alongue os braços para a frente e os ísquios para trás para acentuar o alongamento da coluna.

⑤ Permaneça nessa posição por 30 segundos a 1 minuto.

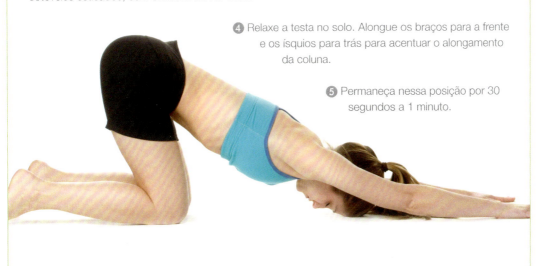

25

AQUECIMENTO E RELAXAMENTO

POSTURA DO GATO PARA POSTURA DA VACA (MARJARYASANA PARA BITILASANA)

❶ Coloque-se em quatro apoios, com os punhos alinhados aos ombros e os joelhos alinhados ao quadril. As pontas dos dedos devem estar voltadas para a frente, com as mãos separadas pela largura dos ombros. Olhe para o solo, mantendo a cabeça em posição neutra.

❷ Expire e curve a coluna em direção ao teto, deixando a cabeça cair. Leve seus músculos abdominais em direção à coluna. Mantenha o quadril elevado e os ombros na mesma posição.

❸ Inspire e desenrole a coluna. Permaneça em quatro apoios.

FAÇA CORRETAMENTE
- Leve os ombros para longe do pescoço.

SIGNIFICADO EM SÂNSCRITO
- *Marjary* = gato
- Não há consenso sobre a tradução do nome em sânscrito para Postura da vaca.

NÍVEL
- Iniciante

BENEFÍCIOS
- Alonga os ombros, o tórax, os músculos abdominais, o pescoço e a coluna
- Alivia o estresse

FOCO DE ATENÇÃO/ CONTRAINDICAÇÃO
- Lesão no joelho

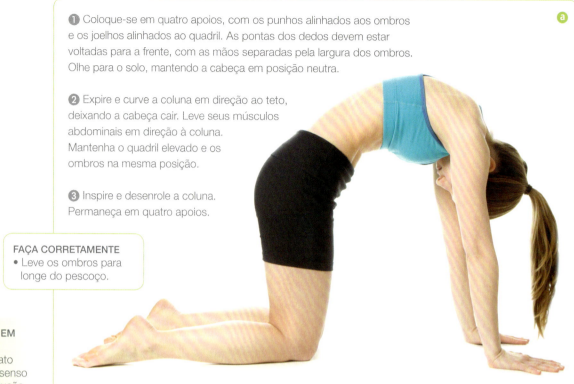

❹ Na inspiração seguinte, curve a coluna, elevando o peito para a frente e os ísquios para o teto. Olhe para a frente.

❺ Expire e retorne para a posição neutra em quatro apoios.

❻ Repita as Posturas do Gato e da Vaca de 10 a 20 vezes.

EVITE
- Arquear a região lombar.
- Encostar o queixo no peito na Postura do gato.
- Projetar excessivamente sua caixa torácica na Postura da Vaca.

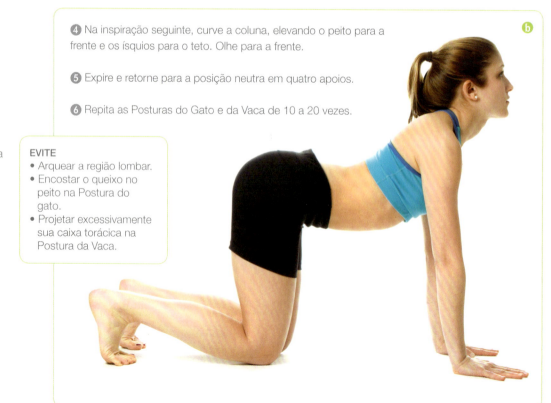

POSTURA DA CRIANÇA
(BALASANA)

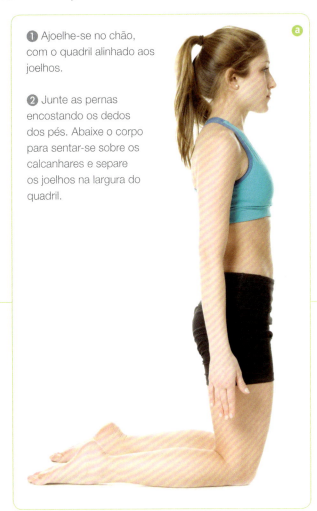

① Ajoelhe-se no chão, com o quadril alinhado aos joelhos.

② Junte as pernas encostando os dedos dos pés. Abaixe o corpo para sentar-se sobre os calcanhares e separe os joelhos na largura do quadril.

FAÇA CORRETAMENTE
- Inspire, levando o ar para a região posterior da sua caixa torácica.
- Curve as costas dando a elas um formato côncavo.

EVITE
- Comprimir a região posterior do pescoço.

③ Expire e abaixe o tronco até a parte interna das coxas. Alongue o pescoço e a coluna, alongando o cóccix em direção ao solo.

④ Coloque o dorso das mãos no solo, ao lado dos pés. Deixe os ombros relaxarem, soltando-os em direção ao chão e expandindo a região superior das costas. Encoste a testa no solo.

⑤ Permaneça nessa posição por 30 segundos a 3 minutos.

AQUECIMENTO E RELAXAMENTO

SIGNIFICADO EM SÂNSCRITO
- *Bala* = criança

NÍVEL
- Iniciante

BENEFÍCIOS
- Alonga a coluna, o quadril, as coxas e os tornozelos
- Alivia o estresse

FOCOS DE ATENÇÃO/ CONTRAINDICAÇÕES
- Diarreia
- Lesão no joelho
- Gravidez

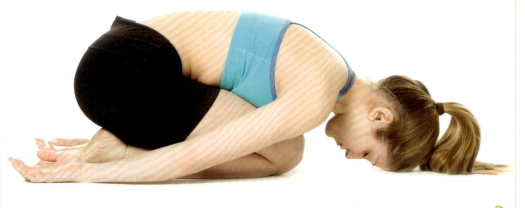

AQUECIMENTO E RELAXAMENTO

POSTURA DE APANA
(APANASANA)

❶ Deite-se em decúbito dorsal no chão.

❷ Expire e puxe os joelhos em direção ao tórax.

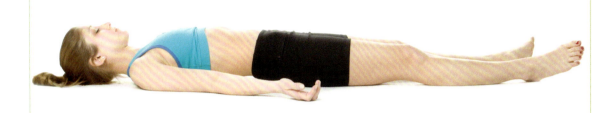

FAÇA CORRETAMENTE
- Se você não consegue segurar os cotovelos enquanto abraça os joelhos, coloque as mãos diretamente sobre os joelhos.
- Alongue a parte posterior do pescoço.

SIGNIFICADO EM SÂNSCRITO
- *Apana* = respiração para excreção

NÍVEL
- Iniciante

BENEFÍCIOS
- Alonga a região lombar e o quadril
- Estimula a digestão

FOCOS DE ATENÇÃO/ CONTRAINDICAÇÕES
- Lesão no joelho
- Gravidez

❸ Envolva os joelhos em volta dos braços, posicionando cada mão no cotovelo oposto. Estique a parte posterior do pescoço para longe dos ombros. A cada expiração, puxe, delicadamente, os joelhos para mais perto do tórax e mantenha suas costas e seus ombros em contato com o solo.

❹ Permaneça nessa posição por 30 segundos a 1 minuto.

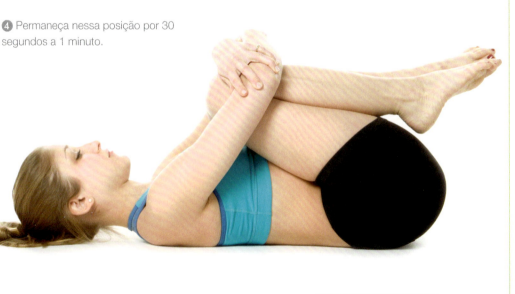

EVITE
- Contrair as costas ou os músculos da perna.

28

POSTURA DO CADÁVER
(SAVASANA)

AQUECIMENTO E RELAXAMENTO

❶ Sente-se no chão sobre os glúteos, com os joelhos flexionados. Eleve o quadril e posicione, levemente, o cóccix mais próximo dos calcanhares. Alongue a região lombar longe do cóccix antes de deixar suas costas relaxarem no solo.

❷ Estique as pernas, uma de cada vez. Deixe as pernas caírem para os lados, separadas simetricamente pela coluna vertebral. Os pés devem estar virados para fora.

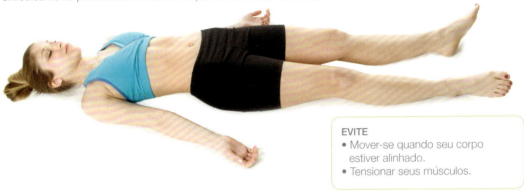

EVITE
- Mover-se quando seu corpo estiver alinhado.
- Tensionar seus músculos.

❸ Relaxe os braços no solo ao lado do corpo, deixando um espaço entre eles e o tórax. Estenda as escápulas e as clavículas, e vire os braços para fora de forma que as palmas fiquem viradas para cima.

❹ Estique o pescoço para longe dos ombros e tente soltá-los confortavelmente no solo. Feche os olhos. Respire calmamente. Concentre-se no alinhamento do seu corpo e na sua respiração.

❺ Relaxe cada parte do corpo, iniciando pelos dedos dos pés e finalizando na cabeça. Sinta cada parte afundando no chão. Relaxe os músculos da face e acalme seu cérebro.

❻ Permaneça nessa posição por 5 a 10 minutos. Saia dela lentamente dobrando os joelhos em direção ao tórax e virando para um lado. Por fim, levante a cabeça.

SIGNIFICADO EM SÂNSCRITO
- *Sava* = cadáver

NÍVEL
- Iniciante

BENEFÍCIOS
- Acalma o cérebro
- Alivia o estresse
- Relaxa o corpo

FOCO DE ATENÇÃO/ CONTRAINDICAÇÃO
- Lesão nas costas

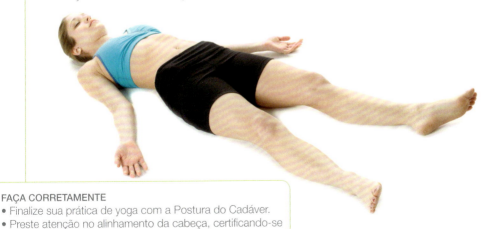

[ângulo alternativo]

FAÇA CORRETAMENTE
- Finalize sua prática de yoga com a Postura do Cadáver.
- Preste atenção no alinhamento da cabeça, certificando-se de que ela está afastada dos ombros e de que não pende para nenhum dos lados.
- Pratique com os joelhos dobrados e os pés estirados no chão.

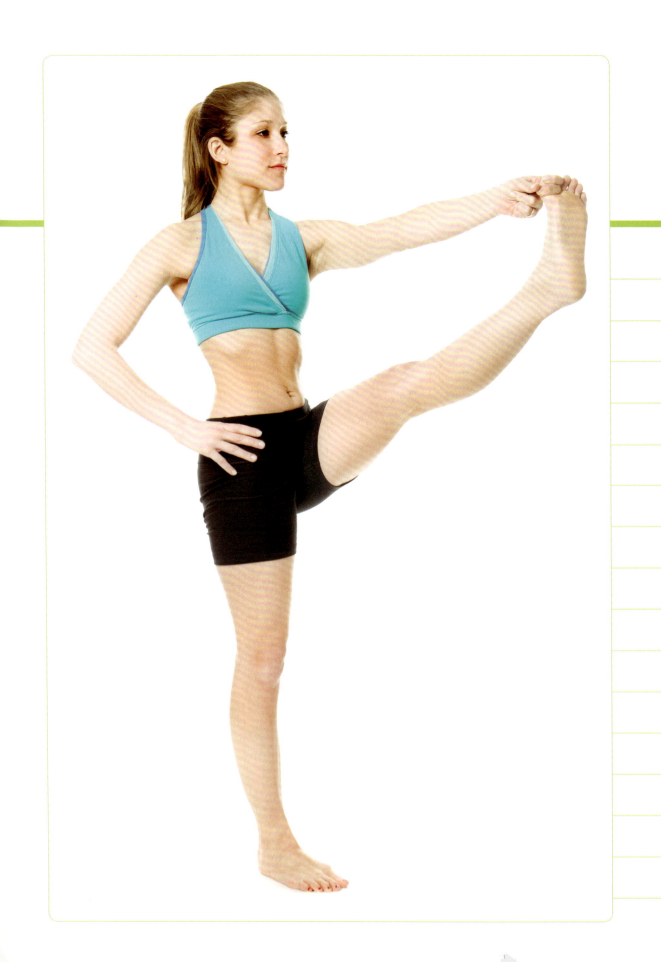

POSTURAS EM PÉ

As posturas em pé, geralmente praticadas no início de uma série de yoga, criam uma conscientização sobre os movimentos fundamentais da yoga. Elas energizam o corpo, desenvolvem resistência e revitalizam as pernas. Por causa da força, da flexibilidade e do equilíbrio exigidos, as posturas em pé mostram claramente quais áreas do corpo estão fracas ou instáveis. Quando praticar as posturas deste capítulo, fique atento ao alinhamento do corpo enquanto busca um equilíbrio harmonioso. É importante que você mantenha os pés firmes e uma boa postura. Devido à grande variedade de movimentos realizados nas séries em pé, você irá alongar e aumentar a mobilidade em todo o corpo. Essas posturas fortalecerão braços, ombros, tronco, pelve, pernas e pés. A pelve é a junção entre o tronco e as pernas, e aprender a estabilizá-la é fundamental para dominar o equilíbrio em pé. Isto o prepara para outros asanas, como as posturas sentadas.

POSTURA DA MONTANHA
(TADASANA)

POSTURAS EM PÉ

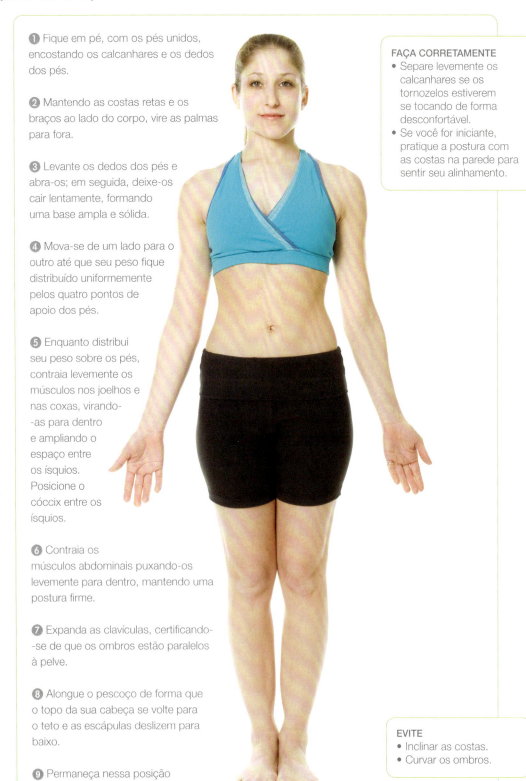

❶ Fique em pé, com os pés unidos, encostando os calcanhares e os dedos dos pés.

❷ Mantendo as costas retas e os braços ao lado do corpo, vire as palmas para fora.

❸ Levante os dedos dos pés e abra-os; em seguida, deixe-os cair lentamente, formando uma base ampla e sólida.

❹ Mova-se de um lado para o outro até que seu peso fique distribuído uniformemente pelos quatro pontos de apoio dos pés.

❺ Enquanto distribui seu peso sobre os pés, contraia levemente os músculos nos joelhos e nas coxas, virando-as para dentro e ampliando o espaço entre os ísquios. Posicione o cóccix entre os ísquios.

❻ Contraia os músculos abdominais puxando-os levemente para dentro, mantendo uma postura firme.

❼ Expanda as clavículas, certificando-se de que os ombros estão paralelos à pelve.

❽ Alongue o pescoço de forma que o topo da sua cabeça se volte para o teto e as escápulas deslizem para baixo.

❾ Permaneça nessa posição por 30 segundos a 1 minuto.

SIGNIFICADO EM SÂNSCRITO
- *Tada* = montanha

NÍVEL
- Iniciante

BENEFÍCIOS
- Melhora a postura
- Fortalece as coxas

FOCOS DE ATENÇÃO/ CONTRAINDICAÇÕES
- Dor de cabeça
- Insônia
- Pressão arterial baixa

FAÇA CORRETAMENTE
- Separe levemente os calcanhares se os tornozelos estiverem se tocando de forma desconfortável.
- Se você for iniciante, pratique a postura com as costas na parede para sentir seu alinhamento.

EVITE
- Inclinar as costas.
- Curvar os ombros.

POSTURA DA MONTANHA

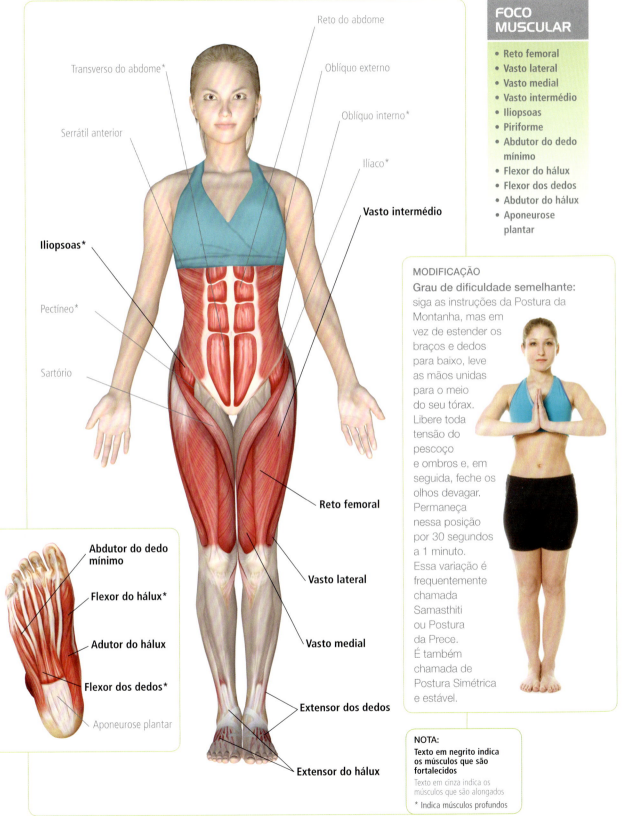

FOCO MUSCULAR

- Reto femoral
- Vasto lateral
- Vasto medial
- Vasto intermédio
- Iliopsoas
- Piriforme
- Abdutor do dedo mínimo
- Flexor do hálux
- Flexor dos dedos
- Abdutor do hálux
- Aponeurose plantar

MODIFICAÇÃO

Grau de dificuldade semelhante: siga as instruções da Postura da Montanha, mas em vez de estender os braços e dedos para baixo, leve as mãos unidas para o meio do seu tórax. Libere toda tensão do pescoço e ombros e, em seguida, feche os olhos devagar. Permaneça nessa posição por 30 segundos a 1 minuto. Essa variação é frequentemente chamada Samasthiti ou Postura da Prece. É também chamada de Postura Simétrica e estável.

NOTA:
Texto em negrito indica os músculos que são fortalecidos
Texto em cinza indica os músculos que são alongados
* Indica músculos profundos

POSTURA DA GUIRLANDA
(MALASANA)

POSTURAS EM PÉ

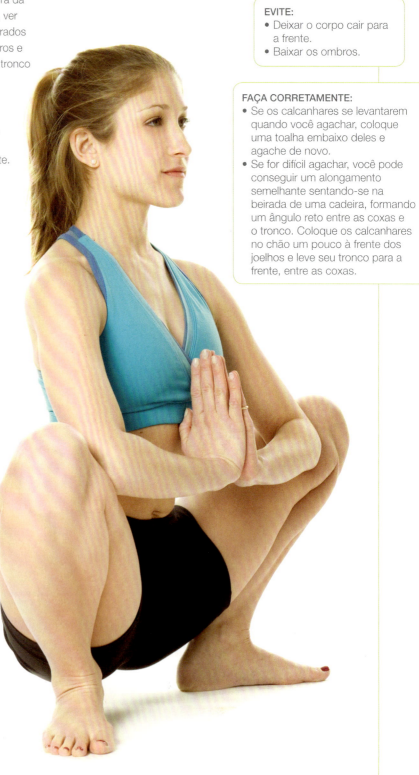

❶ Inicie com a Postura da Montanha (Tadasana, ver p. 32), com pés separados pela largura dos ombros e com pelve, cabeça e tronco alinhados.

❷ Mantendo os calcanhares no chão, estenda os braços esticados para a frente. Dobre os joelhos, inclinando seu corpo para a frente e para baixo, descendo a pelve.

❸ Separe as coxas além da largura do tronco. Expire e leve o corpo para a frente, acomodando-o confortavelmente no espaço entre as coxas.

❹ Pressione os cotovelos contra a parte de trás dos joelhos e una as palmas como em prece; então, pressione seus joelhos contra os cotovelos.

❺ Permaneça nessa postura por 30 segundos a 1 minuto. Expire, estique os joelhos e se levante devagar.

EVITE:
- Deixar o corpo cair para a frente.
- Baixar os ombros.

FAÇA CORRETAMENTE:
- Se os calcanhares se levantarem quando você agachar, coloque uma toalha embaixo deles e agache de novo.
- Se for difícil agachar, você pode conseguir um alongamento semelhante sentando-se na beirada de uma cadeira, formando um ângulo reto entre as coxas e o tronco. Coloque os calcanhares no chão um pouco à frente dos joelhos e leve seu tronco para a frente, entre as coxas.

SIGNIFICADO EM SÂNSCRITO
- *Mala* = guirlanda
- Também chamada de Postura do Sapo ou do Agachamento

NÍVEL
- Iniciante

BENEFÍCIOS
- Alonga os tornozelos, virilha, parte inferior das pernas e a região posterior do tronco
- Tonifica os músculos do assoalho pélvico
- Tonifica os músculos abdominais

FOCOS DE ATENÇÃO/ CONTRAINDICAÇÕES
- Dor de cabeça
- Insônia
- Pressão arterial baixa

POSTURA DA GUIRLANDA

FOCO MUSCULAR

- Quadrado do lombo*
- Quadrado femoral
- Transverso do abdome
- Bíceps femoral
- Sartório
- Vasto intermédio
- Vasto medial
- Vasto lateral
- Semitendíneo
- Semimembranáceo

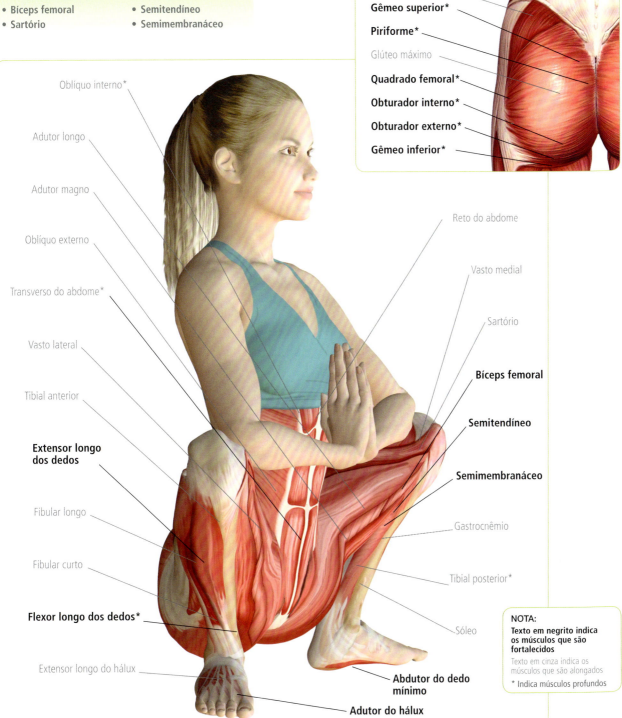

NOTA:
Texto em negrito indica os músculos que são fortalecidos

Texto em cinza indica os músculos que são alongados

* Indica músculos profundos

POSTURA DOS BRAÇOS PARA CIMA
(URDHVA HASTASANA)

POSTURAS EM PÉ

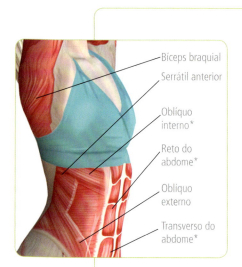

- Bíceps braquial
- Serrátil anterior
- Oblíquo interno*
- Reto do abdome*
- Oblíquo externo
- Transverso do abdome*

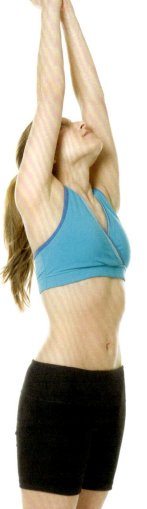

FAÇA CORRETAMENTE
- Mantenha os ombros alinhados com o quadril, e o quadril com os calcanhares.
- Mantenha as costelas expandidas.
- Alargue a região superior das escápulas.
- Mova as axilas para baixo enquanto eleva os braços.

EVITE
- Expandir excessivamente a caixa torácica.

FOCO MUSCULAR
- **Oblíquo externo**
- **Oblíquo interno**
- **Transverso do abdome**
- Latíssimo do dorso
- Redondo maior
- Infraespinal

SIGNIFICADO EM SÂNSCRITO
- *Urdhva* = elevada (ou para cima); *hasta* = mão
- Também chamada de Postura da Mão Elevada

NÍVEL
- Iniciante

BENEFÍCIOS
- Combate a fadiga
- Alivia a indigestão
- Alivia dores nas costas
- Alonga os músculos abdominais
- Alonga os ombros e axilas
- Alivia ansiedade leve

FOCOS DE ATENÇÃO/ CONTRAINDICAÇÕES
- Lesão no ombro
- Lesão no pescoço

❶ Inicie com a Postura da Montanha (Tadasana, ver p. 32), com os pés separados pela largura dos ombros e com pelve, cabeça e tronco alinhados. Vire suas palmas para dentro.

❷ Mantendo os braços paralelos e as palmas voltadas uma para a outra, inspire e coloque seus braços para a frente na altura dos ombros e em seguida ao lado das orelhas, levantando-os em direção ao teto.

❸ Estenda as escápulas e coloque o queixo levemente para dentro enquanto posiciona a cabeça um pouco para trás. Olhe para os polegares.

❹ Permaneça nessa posição por 30 segundos a 1 minuto.

❺ Expire, trazendo as mãos para baixo com as palmas unidas. À medida que as mãos descem em direção à face, deixe a cabeça cair devagar até atingir uma posição neutra.

NOTA:
Texto em negrito indica os músculos que são fortalecidos
Texto em cinza indica os músculos que são alongados
* Indica músculos profundos

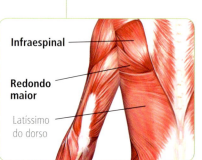

- **Infraespinal**
- **Redondo maior**
- Latíssimo do dorso

POSTURA DA CADEIRA
(UTKATASANA)

POSTURAS EM PÉ

① Inicie com a Postura da Montanha (Tadasana, ver p. 32). Inspire e levante ambas as mãos sobre a cabeça, mantendo os braços esticados e alongando a coluna. Você pode manter as mãos unidas ou separadas pela largura dos ombros.

② Expire e flexione os joelhos. Incline a parte superior do corpo para a frente, formando um ângulo de 45 graus com o chão e mantendo reta a região lombar. Relaxe os músculos das pernas, permitindo que o peso da parte superior do seu corpo recaia sobre a pelve. Transfira seu peso para os calcanhares.

③ Permaneça nesta posição por 30 segundos a 1 minuto.

④ Inspire e estenda os joelhos, levantando-se pelos braços. Expire, solte os braços ao lado do corpo e retorne para a Postura da Montanha.

FAÇA CORRETAMENTE
- Realize o movimento para abaixar-se apenas com as coxas, joelhos e quadril para que a parte inferior do corpo fique na postura correta.

NOTA:
Texto em negrito indica os músculos que são fortalecidos
Texto em cinza indica os músculos que são alongados
* Indica músculos profundos

FOCO MUSCULAR
- Eretor da espinha
- Extensor dos dedos
- Tríceps braquial
- Deltoide
- Infraespinal
- Redondo maior
- Glúteo médio
- Bíceps femoral
- Semitendíneo
- Semimembranáceo
- Sóleo
- Tibial anterior
- Reto femoral
- Vasto lateral
- Vasto medial
- Vasto intermédio

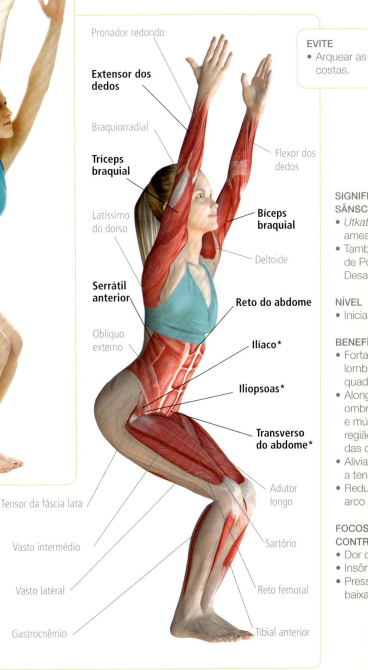

EVITE
- Arquear as costas.

SIGNIFICADO EM SÂNSCRITO
- *Utkata* = poderoso, ameaçador
- Também chamada de Postura Desafiante

NÍVEL
- Iniciante

BENEFÍCIOS
- Fortalece a região lombar e os quadríceps
- Alonga o tronco, ombros, braços e músculos da região posterior das coxas
- Alivia o estresse e a tensão
- Reduz a queda do arco do pé chato

FOCOS DE ATENÇÃO/ CONTRAINDICAÇÕES
- Dor de cabeça
- Insônia
- Pressão arterial baixa

37

POSTURA DA ÁRVORE
(VRKSASANA)

POSTURAS EM PÉ

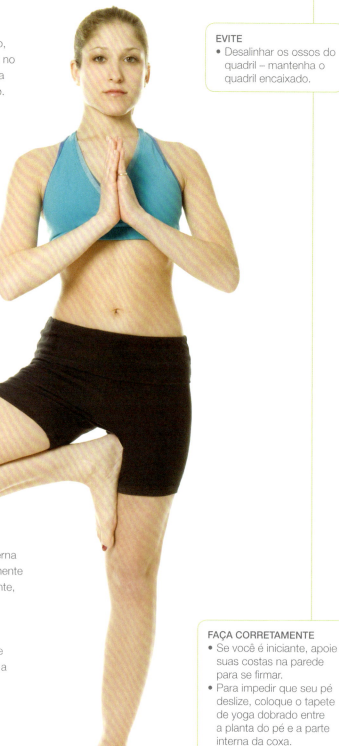

① Inicie com a Postura da Prece (Samasthiti, ver p. 33). Transfira seu peso ligeiramente para o pé esquerdo, mantendo a parte interna do pé firme no solo. Flexione o joelho direito e, com a mão direita, segure o tornozelo direito.

② Puxe o pé direito para cima e coloque a planta do pé apoiada na parte interna da coxa esquerda. Pressione o calcanhar direito contra a parte interna da virilha esquerda, apontando os dedos dos pés para o solo. A parte central da sua pelve deve estar posicionada diretamente sobre o pé esquerdo.

③ Coloque as mãos no limite da abertura superior da pelve. Certifique-se de que a pelve se encontra em posição neutra, com seu limite superior paralelo ao solo.

④ Alongue o cóccix em direção ao solo. Pressione firmemente a planta do pé direito contra a parte interna da coxa, enquanto exerce resistência com a parte externa da perna esquerda. Junte as mãos e olhe fixamente para um ponto fixo a, aproximadamente, 1,5 metro no chão à sua frente.

⑤ Permaneça nessa posição por 30 segundos a 1 minuto. Expire e retorne para a Postura da Prece. Repita com a outra perna.

EVITE
- Desalinhar os ossos do quadril – mantenha o quadril encaixado.

SIGNIFICADO EM SÂNSCRITO
- *Vrksa* = árvore

NÍVEL
- Iniciante

BENEFÍCIOS
- Fortalece as coxas, pernas, tornozelos e coluna
- Alonga a virilha, a parte interna das coxas, tronco e ombros
- Melhora o equilíbrio
- Alivia a dor ciática
- Reduz a queda do arco do pé chato

FOCOS DE ATENÇÃO/ CONTRAINDICAÇÕES
- Dor de cabeça
- Insônia
- Pressão arterial alta ou baixa

FAÇA CORRETAMENTE
- Se você é iniciante, apoie suas costas na parede para se firmar.
- Para impedir que seu pé deslize, coloque o tapete de yoga dobrado entre a planta do pé e a parte interna da coxa.

38

POSTURA DA ÁRVORE

FOCO MUSCULAR
- Ilíaco
- Iliopsoas
- Glúteo máximo
- Glúteo médio
- Piriforme
- Adutor magno
- Obturador interno
- Obturador externo
- Tensor da fáscia lata
- Reto femoral

NOTA:
Texto em negrito indica os músculos que são fortalecidos
Texto em cinza indica os músculos que são alongados
* Indica músculos profundos

Quadrado do lombo*
Glúteo médio*
Piriforme*
Glúteo máximo
Quadrado femoral*
Obturador interno*
Obturador externo*

MODIFICAÇÃO
Mais difícil: siga os passos 1 a 4 e, em seguida, levante ambos os braços sobre a cabeça, mantendo os cotovelos estendidos. Junte as palmas. Permaneça nessa posição por 30 segundos a 1 minuto. Abaixe os braços e a perna direita e retorne para a Postura da Prece. Descanse por alguns momentos e repita com a perna oposta.

Oblíquo interno*
Reto do abdome
Oblíquo externo
Tensor da fáscia lata
Transverso do abdome
Reto femoral
Vasto medial
Gastrocnêmio
Tibial anterior
Sóleo
Iliopsoas*
Ilíaco*
Pectíneo*
Adutor longo
Adutor longo

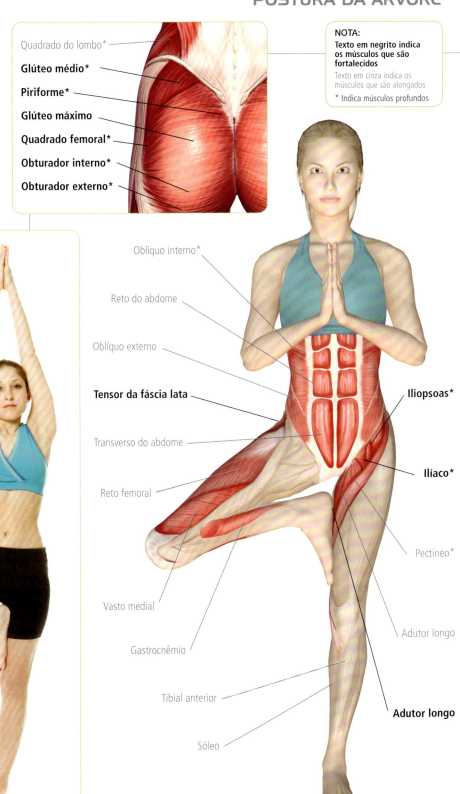

39

POSTURAS EM PÉ

POSTURA DA ÁGUIA
(GARUDASANA)

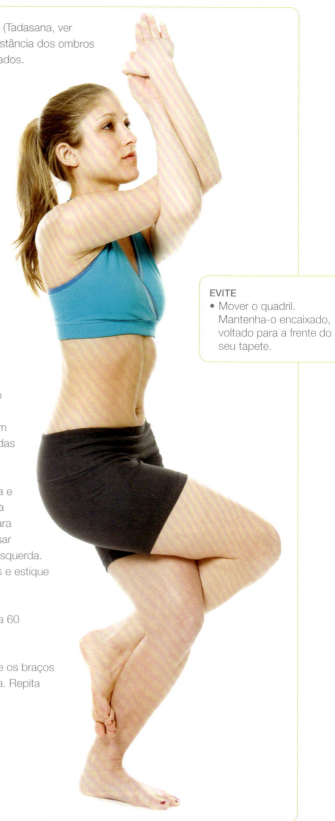

❶ Inicie com a Postura da Montanha (Tadasana, ver p. 32), com os pés separados pela distância dos ombros e com a pelve, cabeça e tronco alinhados.

❷ Transfira seu peso para a perna esquerda e, em seguida, flexione ligeiramente os joelhos. Levante o pé direito enquanto se equilibra sobre o pé esquerdo e cruze a coxa direita sobre a esquerda.

❸ Aponte os dedos do pé direito para o chão, puxe o pé para trás e prenda a parte superior do pé atrás da panturrilha da perna esquerda. Equilibre-se sobre o pé esquerdo.

❹ Inspire e estique os braços para a frente, mantendo-os paralelos ao solo, e estenda bem as escápulas. Cruze os braços à frente do tronco de forma que seu braço direito fique por cima do esquerdo e, em seguida, flexione os cotovelos. Leve o cotovelo direito para a dobra do esquerdo e levante os antebraços para que fiquem perpendiculares ao chão. Os dorsos das mãos devem estar virados para fora.

❺ Force sua mão direita para a direita e a esquerda para a esquerda, de forma que as palmas fiquem viradas uma para a outra. Seu polegar direito deve passar pela frente do dedo mínimo da mão esquerda. Junte as palmas, levante os cotovelos e estique os dedos em direção ao teto.

❻ Permaneça nessa postura por 15 a 60 segundos.

❼ Lentamente, desenrole as pernas e os braços e retorne para a Postura da Montanha. Repita alternando os braços e as pernas.

EVITE
- Mover o quadril. Mantenha-o encaixado, voltado para a frente do seu tapete.

SIGNIFICADO EM SÂNSCRITO
- *Garuda* = águia, ou o nome de um rei mítico dos pássaros

NÍVEL
- Iniciante

BENEFÍCIOS
- Fortalece os tornozelos e pernas
- Alonga os tornozelos, pernas, coxas, quadril, ombros e região superior das costas
- Melhora a concentração
- Melhora o equilíbrio

FOCOS DE ATENÇÃO/ CONTRAINDICAÇÕES
- Lesão no braço
- Lesão no quadril
- Lesão no joelho

POSTURA DA ÁGUIA

FAÇA CORRETAMENTE
- Se você achar difícil passar um braço sobre o outro até suas palmas se encontrarem, estique os braços para a frente, paralelos ao chão, segurando as extremidades de uma faixa.
- Se você achar difícil manter o equilíbrio enquanto prende o pé da perna elevada por trás da perna esticada, apoie o dedão do pé da perna elevada no solo.

FOCO MUSCULAR
- Trapézio
- Infraespinal
- Redondo maior
- Redondo menor
- Latíssimo do dorso
- Glúteo médio
- Adutor magno
- Quadrado do lombo
- Serrátil anterior

MODIFICAÇÃO
Mais difícil: Siga os passos 1 a 5. Abaixe-se sobre o pé direito flexionando ambos os joelhos à medida que seu corpo desce. Incline o corpo no quadril, mantendo a cabeça voltada para os braços cruzados. Permaneça nessa posição por 15 a 60 segundos.

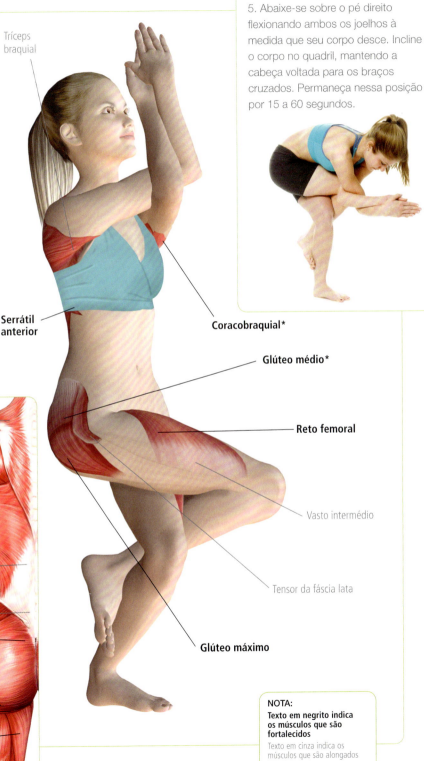

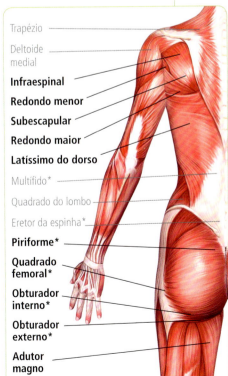

Trapézio
Deltoide medial
Infraespinal
Redondo menor
Subescapular
Redondo maior
Latíssimo do dorso
Multífido*
Quadrado do lombo
Eretor da espinha*
Piriforme*
Quadrado femoral*
Obturador interno*
Obturador externo*
Adutor magno

Tríceps braquial
Serrátil anterior
Coracobraquial*
Glúteo médio*
Reto femoral
Vasto intermédio
Tensor da fáscia lata
Glúteo máximo

NOTA:
Texto em negrito indica os músculos que são fortalecidos

Texto em cinza indica os músculos que são alongados

* Indica músculos profundos

POSTURA DO TRIÂNGULO
(TRIKONASANA)

POSTURAS EM PÉ

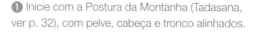

① Inicie com a Postura da Montanha (Tadasana, ver p. 32), com pelve, cabeça e tronco alinhados.

② Separe bem os pés, ultrapassando a largura dos ombros.

③ Inspire e levante os braços esticados ao lado do corpo, mantendo-os paralelos ao solo, com as palmas voltadas para baixo.

④ Expire lentamente e, sem dobrar os joelhos, gire os calcanhares para virar o pé direito todo para a direita e o esquerdo levemente para a direita, mantendo os calcanhares alinhados.

⑤ Deixe o tronco cair para a direita até o ponto em que você se sentir confortável, mantendo os braços paralelos ao solo.

EVITE
• Girar o quadril.

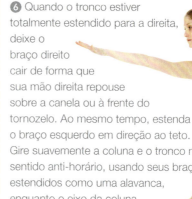

⑥ Quando o tronco estiver totalmente estendido para a direita, deixe o braço direito cair de forma que sua mão direita repouse sobre a canela ou à frente do tornozelo. Ao mesmo tempo, estenda o braço esquerdo em direção ao teto. Gire suavemente a coluna e o tronco no sentido anti-horário, usando seus braços estendidos como uma alavanca, enquanto o eixo da coluna permanece paralelo ao solo. Abra os braços esticados em direções opostas.

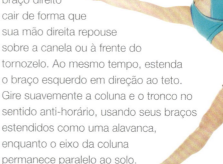

⑦ Vire a cabeça em direção ao seu polegar esquerdo, aumentando levemente o giro da coluna. Permaneça nessa posição por 30 segundos a 1 minuto.

⑧ Inspire e retorne para a posição em pé com os braços abertos, forçando o calcanhar no chão. Troque o pé e repita para o outro lado.

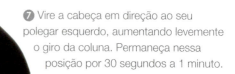

SIGNIFICADO EM SÂNSCRITO
• *Trikona* = três ângulos ou triângulo

NÍVEL
• Iniciante

BENEFÍCIOS
• Alonga as coxas, joelhos, quadril, virilha, músculos posteriores da coxa, panturrilhas, ombros, tronco e coluna
• Alivia o estresse
• Estimula a digestão
• Alivia os sintomas da menopausa
• Alivia dores nas costas

FOCOS DE ATENÇÃO/ CONTRAINDICAÇÕES
• Diarreia
• Dor de cabeça
• Pressão arterial alta ou baixa
• Problemas no pescoço

POSTURA DO TRIÂNGULO

FOCO MUSCULAR
- Glúteo médio
- Tensor da fáscia lata
- Sartório
- Piriforme
- Serrátil anterior
- Oblíquo externo
- Latíssimo do dorso

NOTA:
Texto em negrito indica os músculos que são fortalecidos

Texto em cinza indica os músculos que são alongados

* Indica músculos profundos

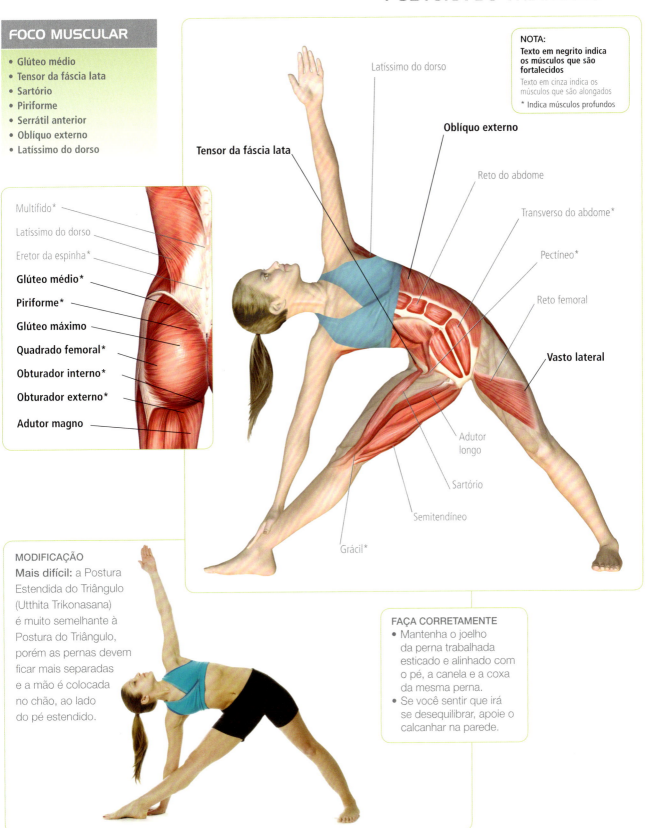

MODIFICAÇÃO
Mais difícil: a Postura Estendida do Triângulo (Utthita Trikonasana) é muito semelhante à Postura do Triângulo, porém as pernas devem ficar mais separadas e a mão é colocada no chão, ao lado do pé estendido.

FAÇA CORRETAMENTE
- Mantenha o joelho da perna trabalhada esticado e alinhado com o pé, a canela e a coxa da mesma perna.
- Se você sentir que irá se desequilibrar, apoie o calcanhar na parede.

POSTURA INVERTIDA DO TRIÂNGULO
(PARIVRTTA TRIKONASANA)

POSTURAS EM PÉ

❶ Inicie com a Postura da Montanha (Tadasana, ver p. 32). Expire e dê um passo afastando os pés, mantendo uma distância de aproximadamente um metro entre eles.

❷ Levante os braços paralelos ao chão e abra-os para os lados, com as escápulas estendidas e palmas voltadas para baixo. Vire o pé esquerdo para a direita, formando um ângulo de 45 a 60 graus, e o pé direito para a direita, formando um ângulo de 90 graus. Alinhe os calcanhares, contraia os músculos das coxas e vire a coxa direita para fora, fazendo uma linha reta entre a patela e o tornozelo direito.

❸ Expire e gire o tronco para a direita, mantendo os ossos do quadril virados para a frente do seu tapete. Inspire.

❹ Expire e gire o tronco mais para a direita e o incline sobre a perna da frente. Leve a mão esquerda ou para o solo ou para qualquer um dos lados do pé direito. Deixe o lado esquerdo do quadril se voltar levemente para o chão.

❺ Gire a cabeça e olhe para o polegar que está acima. Amplie o espaço entre suas escápulas, forçando os braços para longe do tronco. Transfira a maior parte do seu peso para o tornozelo de trás e para a mão da frente.

❻ Permaneça nesta posição por 30 segundos a 1 minuto. Expire, destorça o tronco e leve-o de volta para a posição em pé com uma inspiração. Repita pelo mesmo tempo com as pernas alternadas, girando o corpo para a esquerda.

FAÇA CORRETAMENTE
- Mantenha o quadril nivelado e paralelo ao solo.
- Se você é iniciante, em vez de olhar para cima, mantenha a cabeça em posição neutra olhando para a frente ou virando a cabeça para olhar para o chão.
- Se você sentir que seu quadril vai desencaixar e levantar na direção do ombro, force a lateral da sua coxa direita para a esquerda e leve o lado direito do quadril para longe do ombro direito.

EVITE
- Deixar o quadril se deslocar para os lados.

SIGNIFICADO EM SÂNSCRITO
- *Parivrtta* = virar, revolver; *trikona* = três ângulos, triângulo

NÍVEL
- Intermediário

BENEFÍCIOS
- Fortalece as pernas
- Alonga a virilha, os músculos posteriores da coxa e o quadril
- Abre o peito e os ombros
- Limpa os órgãos internos

FOCOS DE ATENÇÃO/CONTRAINDICAÇÕES
- Pressão arterial baixa
- Enxaqueca
- Diarreia
- Insônia

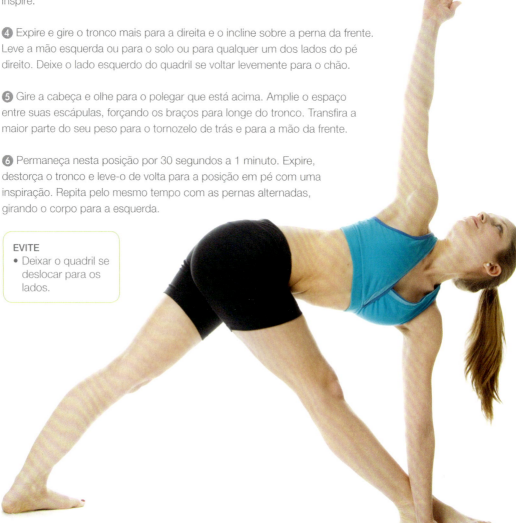

POSTURA INVERTIDA DO TRIÂNGULO

FOCO MUSCULAR

- Reto femoral
- Bíceps femoral
- Glúteo máximo
- Glúteo médio
- Oblíquo interno
- Oblíquo externo
- Latíssimo do dorso
- Eretor da espinha

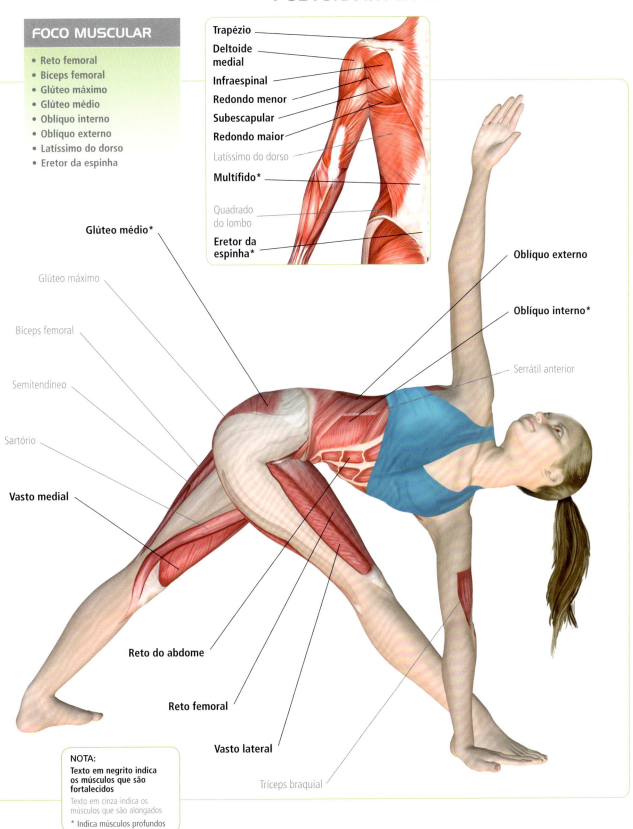

NOTA:
Texto em negrito indica os músculos que são fortalecidos
Texto em cinza indica os músculos que são alongados
* Indica músculos profundos

45

POSTURAS EM PÉ

POSTURA DA MEIA-LUA
(ARDHA CHANDRASANA)

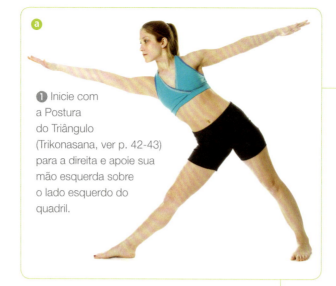

a ❶ Inicie com a Postura do Triângulo (Trikonasana, ver p. 42-43) para a direita e apoie sua mão esquerda sobre o lado esquerdo do quadril.

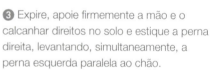

b ❷ Inspire e, com seu joelho direito dobrado, leve o pé esquerdo para a frente cerca de 20 a 30 cm. Ao mesmo tempo, estique sua mão direita para a frente, ultrapassando o dedinho do pé direito em pelo menos 30 cm.

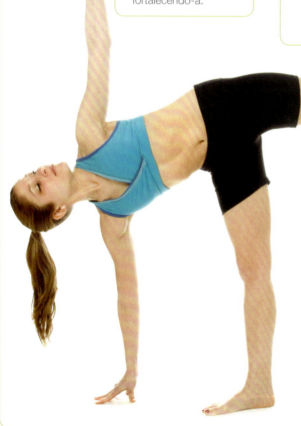

c

FAÇA CORRETAMENTE
• Alongue ativamente a perna que está elevada desde o quadril até o calcanhar, fortalecendo-a.

SIGNIFICADO EM SÂNSCRITO
• *Ardha* = metade; *candra* = lua, reluzente, brilhante

NÍVEL
• Intermediário

BENEFÍCIOS
• Fortalece a coluna, abdome, tornozelos, coxas e glúteos
• Alonga a virilha, os músculos posteriores da coxa e perna, ombros, tronco e coluna
• Melhora o senso de equilíbrio
• Alivia o estresse
• Estimula a digestão

FOCOS DE ATENÇÃO/ CONTRAINDICAÇÕES
• Dor de cabeça
• Diarreia
• Pressão arterial baixa

❸ Expire, apoie firmemente a mão e o calcanhar direitos no solo e estique a perna direita, levantando, simultaneamente, a perna esquerda paralela ao chão.

❹ Gire a parte superior do tronco para a esquerda enquanto move o lado esquerdo do quadril levemente para a frente. A maior parte do seu peso deve repousar sobre a perna que está apoiada no solo. Pressione levemente o chão com sua mão direita, utilizando-a para manter o equilíbrio.

❺ Permaneça nesta posição por 30 segundos a 1 minuto. Expire, abaixe a perna que está levantada e retorne para a Postura do Triângulo. Repita com o outro lado, iniciando com a perna esquerda dobrada.

POSTURA DA MEIA-LUA

EVITE
- Travar o joelho da perna apoiada no solo.
- Virar a patela da perna apoiada no solo para dentro – sua patela deve estar alinhada para a frente.

FOCO MUSCULAR
- **Latíssimo do dorso**
- **Oblíquo interno**
- **Oblíquo externo**
- **Serrátil anterior**
- Transverso do abdome
- Reto do abdome
- Vasto medial
- **Bíceps femoral**

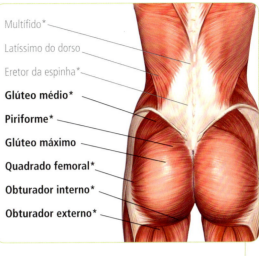

Multífido*
Latíssimo do dorso
Eretor da espinha*
Glúteo médio*
Piriforme*
Glúteo máximo
Quadrado femoral*
Obturador interno*
Obturador externo*

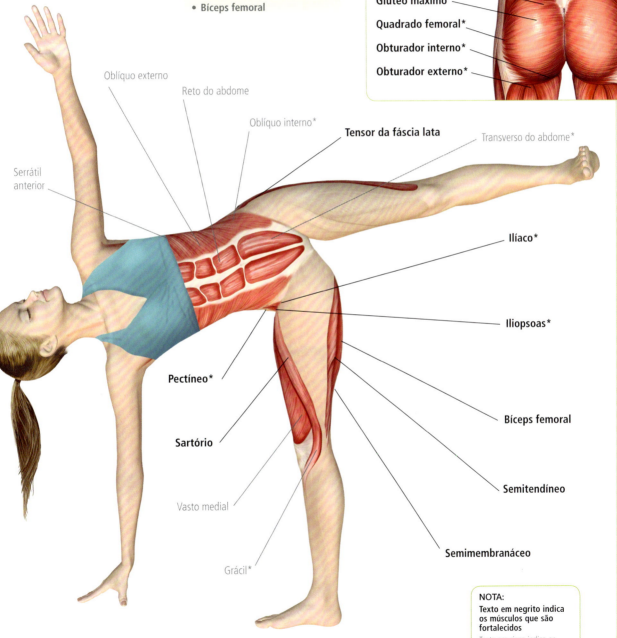

Oblíquo externo
Reto do abdome
Oblíquo interno*
Tensor da fáscia lata
Transverso do abdome*
Serrátil anterior
Ilíaco*
Iliopsoas*
Pectíneo*
Bíceps femoral
Sartório
Vasto medial
Semitendíneo
Grácil*
Semimembranáceo

NOTA:
Texto em negrito indica os músculos que são fortalecidos

Texto em cinza indica os músculos que são alongados

* Indica músculos profundos

47

POSTURA ESTENDIDA COM A MÃO NO DEDÃO DO PÉ (UTTHITA HASTA PADANGUSTHASANA)

POSTURAS EM PÉ

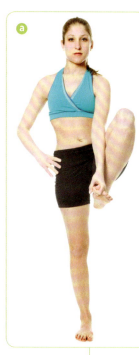
(a)

FOCO MUSCULAR

- Reto femoral
- Vasto lateral
- Vasto medial
- Pronador redondo
- Flexor radial do carpo
- Palmar longo
- Bíceps femoral
- Semitendíneo
- Semimembranáceo
- Quadrado do lombo
- Piriforme
- Gêmeo superior
- Gêmeo inferior
- Tibial anterior
- Grácil
- Glúteo máximo

SIGNIFICADO EM SÂNSCRITO
- *Utthita* = estendida; *hasta* = mão; *padangustha* = dedão do pé

NÍVEL
- Intermediário

BENEFÍCIOS
- Fortalece as pernas e os tornozelos
- Alonga a região posterior das pernas
- Melhora o senso de equilíbrio

FOCOS DE ATENÇÃO/CONTRAINDICAÇÕES
- Lesão no tornozelo
- Lesão da região lombar

EVITE
- Mover o quadril do lado da perna elevada em direção às costelas inferiores, desalinhando-o.

FAÇA CORRETAMENTE
- Mantenha o quadril encaixado, virado para a frente – mesmo quando você elevar a perna.
- Estenda o tronco, mantendo o maior espaço possível entre o esterno e os ossos do púbis.

❶ Inicie com a Postura da Montanha (Tadasana, ver p. 32). Transfira seu peso para o pé direito. Mantenha o pé direito firme no solo, pressionando os dedos e todos os pontos de apoio do pé.

❷ Mantenha o quadril encaixado, virado para a frente, e, dobrando o joelho esquerdo, levante a perna esquerda em direção ao tronco. Segure o dedão do pé esquerdo com dois dedos da mão esquerda. Apoie a mão direita no lado direito do quadril.

❸ Expire e estenda a perna esquerda, esticando-a enquanto puxa o pé para dentro à medida que sua perna estendida se move para se alinhar ao tronco.

❹ Olhe fixamente para um ponto no solo à sua frente. Flexione o pé de forma que os dedos fiquem voltados para você. Permaneça nesta posição por cerca de 30 segundos.

❺ Expire e abaixe o seu pé até o chão. Repita com o outro lado.

(b)

POSTURA ESTENDIDA COM A MÃO NO DEDÃO DO PÉ

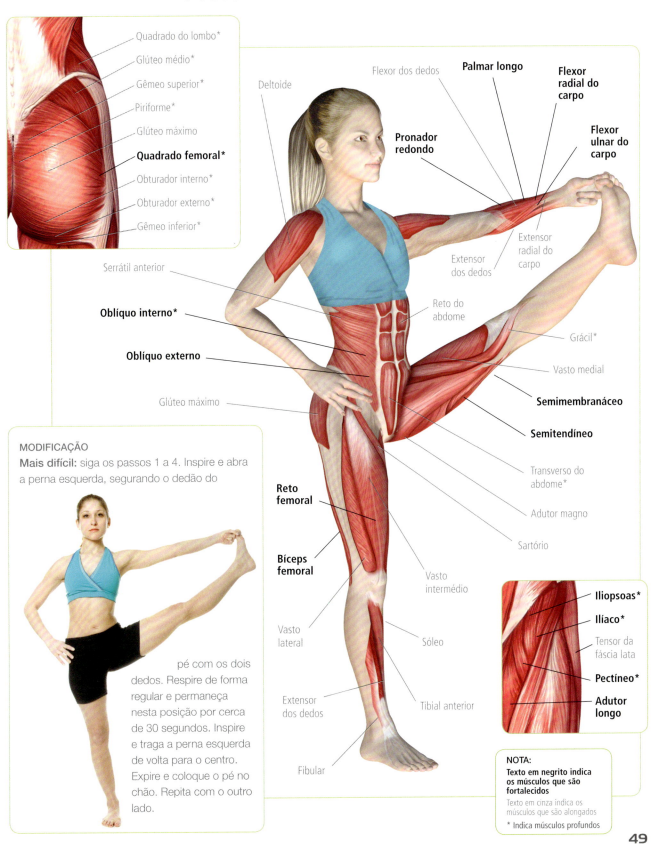

MODIFICAÇÃO
Mais difícil: siga os passos 1 a 4. Inspire e abra a perna esquerda, segurando o dedão do pé com os dois dedos. Respire de forma regular e permaneça nesta posição por cerca de 30 segundos. Inspire e traga a perna esquerda de volta para o centro. Expire e coloque o pé no chão. Repita com o outro lado.

NOTA:
Texto em negrito indica os músculos que são fortalecidos
Texto em cinza indica os músculos que são alongados
* Indica músculos profundos

49

POSTURA CRESCENTE
(ANJANEYASANA)

POSTURAS EM PÉ

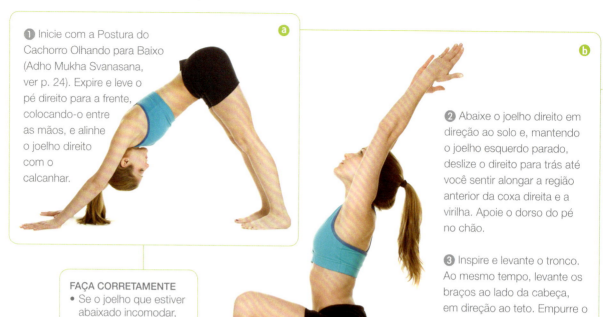

① Inicie com a Postura do Cachorro Olhando para Baixo (Adho Mukha Svanasana, ver p. 24). Expire e leve o pé direito para a frente, colocando-o entre as mãos, e alinhe o joelho direito com o calcanhar.

a

b

② Abaixe o joelho direito em direção ao solo e, mantendo o joelho esquerdo parado, deslize o direito para trás até você sentir alongar a região anterior da coxa direita e a virilha. Apoie o dorso do pé no chão.

③ Inspire e levante o tronco. Ao mesmo tempo, levante os braços ao lado da cabeça, em direção ao teto. Empurre o cóccix para baixo, em direção ao chão, e levante o púbis em direção ao umbigo.

FAÇA CORRETAMENTE
- Se o joelho que estiver abaixado incomodar, coloque embaixo dele uma toalha dobrada.

SIGNIFICADO EM SÂNSCRITO
- *Anjaneya* = um nome para Haruman, uma divindade hindu que usa a lua crescente no cabelo
- Também chamada de Postura da Lua Crescente, Postura da Perna Afastada

NÍVEL
- Iniciante

BENEFÍCIOS
- Alivia a dor ciática
- Tonifica os abdutores do quadril
- Fortalece braços e ombros
- Alonga joelhos, músculos, tendões e ligamentos

FOCO DE ATENÇÃO/CONTRAINDICAÇÃO
- Problemas cardíacos

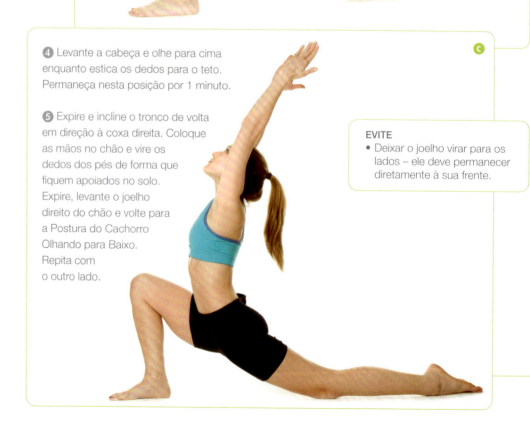

④ Levante a cabeça e olhe para cima enquanto estica os dedos para o teto. Permaneça nesta posição por 1 minuto.

⑤ Expire e incline o tronco de volta em direção à coxa direita. Coloque as mãos no chão e vire os dedos dos pés de forma que fiquem apoiados no solo. Expire, levante o joelho direito do chão e volte para a Postura do Cachorro Olhando para Baixo. Repita com o outro lado.

c

EVITE
- Deixar o joelho virar para os lados – ele deve permanecer diretamente à sua frente.

50

POSTURA CRESCENTE

FOCO MUSCULAR

- Reto femoral
- Oblíquo interno
- Oblíquo externo
- Bíceps femoral
- Deltoide
- Trapézio
- Sartório
- Adutor magno
- Iliopsoas
- Ilíaco

NOTA:
Texto em negrito indica os músculos que são fortalecidos
Texto em cinza indica os músculos que são alongados
* Indica músculos profundos

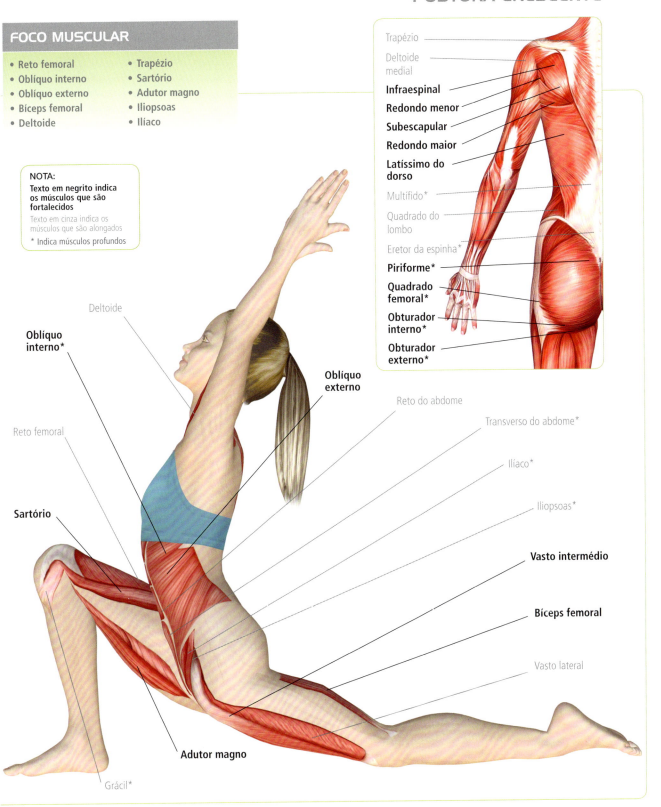

51

POSTURA EQUESTRE
(ASHVA SANCHALANASANA)

POSTURAS EM PÉ

❶ Inicie com a Postura da Montanha (Tadasana, ver p. 32) e inspire profundamente. Expire e, lentamente, dê um passo para trás com a perna esquerda, mantendo-a alinhada com o quadril. A ponta do seu pé esquerdo deve manter contato com o solo durante o movimento.

❷ Deslize lentamente o pé esquerdo mais para trás, enquanto flexiona o joelho direito, mantendo-o diretamente sobre o tornozelo.

❸ Coloque suas palmas ou dedos no chão a cada lado da perna direita, fazendo leve pressão para posicionar melhor a parte superior do corpo e a cabeça.

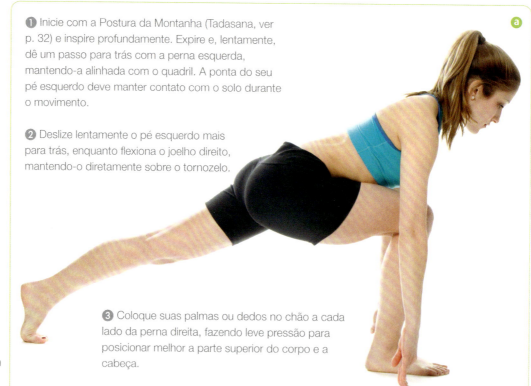

❹ Levante a cabeça e olhe para a frente enquanto inclina a parte superior do corpo para a frente e, com cuidado, rode os ombros para baixo e para trás.

❺ Pressione a ponta do pé esquerdo no chão de forma gradual e contraia os músculos da coxa. Faça força para manter a perna esquerda esticada.

❻ Permaneça nesta posição por 5 a 6 segundos. Lentamente, volte à Postura da Montanha e, em seguida, repita com o outro lado.

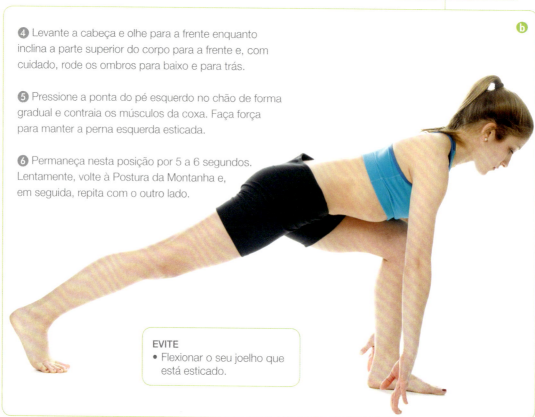

EVITE
- Flexionar o seu joelho que está esticado.

SIGNIFICADO EM SÂNSCRITO
- Não há acordo em relação ao nome em sânscrito para esta postura.

NÍVEL
- Intermediário

BENEFÍCIOS
- Fortalece pernas e braços
- Alonga a virilha
- Alivia a constipação

FOCOS DE ATENÇÃO/CONTRAINDICAÇÕES
- Lesão no braço
- Lesão no ombro
- Lesão no quadril
- Pressão arterial alta ou baixa
- Dor de cabeça intensa

POSTURA EQUESTRE

FAÇA CORRETAMENTE
- Mantenha a posição correta dos ombros e de toda a parte superior do corpo para alongar sua coluna.

FOCO MUSCULAR

- Bíceps femoral
- Adutor longo
- Adutor magno
- Gastrocnêmio
- Tibial posterior
- Iliopsoas
- Bíceps femoral
- Reto femoral

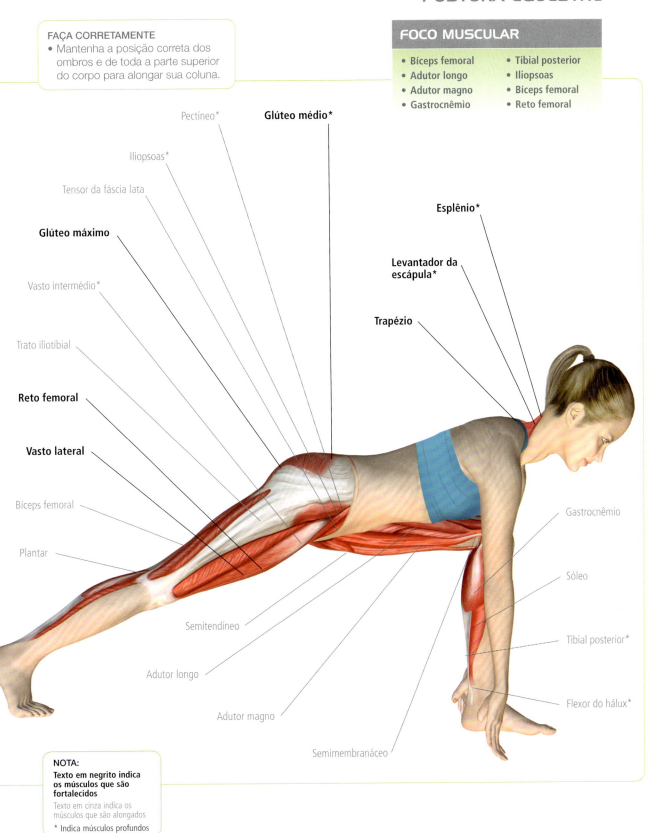

NOTA:
Texto em negrito indica os músculos que são fortalecidos

Texto em cinza indica os músculos que são alongados

* Indica músculos profundos

53

POSTURAS EM PÉ

POSTURA DO GUERREIRO I
(VIRABHADRASANA I)

1 Inicie com a Postura da Montanha (Tadasana, ver p. 32). Expire e dê um passo para trás com o seu pé esquerdo, mantendo os pés separados cerca de um metro. Alinhe seu calcanhar esquerdo atrás do direito e, em seguida, vire o pé esquerdo 45 graus, mantendo o pé direito voltado para a frente. Gire o quadril de forma que os ossos da bacia fiquem encaixados e paralelos à frente do tapete.

2 Inspire e levante seus braços em direção ao teto, mantendo-os paralelos entre si e separados pela distância dos ombros. Mantenha as escápulas firmes nas costas e as empurre para baixo, em direção ao cóccix.

3 Expire, contraia os músculos abdominais e puxe o cóccix. Mantendo seu calcanhar esquerdo firme no solo, expire e flexione lentamente o joelho direito sobre o calcanhar. A canela direita deve ficar perpendicular ao chão e a coxa direita paralela.

4 Mantenha a cabeça em posição neutra, olhando para a frente, ou vire-a para cima e olhe para os polegares. Permaneça nesta posição por 30 segundos a 1 minuto.

5 Inspire para levantar, pressione o calcanhar de trás firmemente no solo e levante-se pelos braços para esticar o joelho direito. Vire o pé para a frente, inspire e relaxe os braços. Respire por uns instantes, vire seu pé para esquerda e repita com o outro lado.

FAÇA CORRETAMENTE
- Para manter seu joelho direito estável, exerça pressão maior sobre o calcanhar direito do que sobre os dedos.
- Se você é iniciante, diminua a distância entre os pés para manter o equilíbrio, permanecendo com o joelho direito sobre o calcanhar.

EVITE
- Transferir seu peso muito para a frente alinhando o joelho sobre os dedos do pé.
- Mover o quadril para os lados.

SIGNIFICADO EM SÂNSCRITO
- *Virabhadra* = o nome de um guerreiro feroz
- Também conhecida como Postura do Herói Virabhadra

NÍVEL
- Iniciante

BENEFÍCIOS
- Fortalece braços, ombros, coxas, tornozelos e costas
- Alonga os flexores do quadril, músculos abdominais e tornozelos
- Expande o peito, pulmões e ombros
- Desenvolve resistência
- Melhora o senso de equilíbrio

FOCOS DE ATENÇÃO/ CONTRAINDICAÇÕES
- Problemas cardíacos
- Pressão arterial alta
- Lesão no ombro

POSTURA DO GUERREIRO I

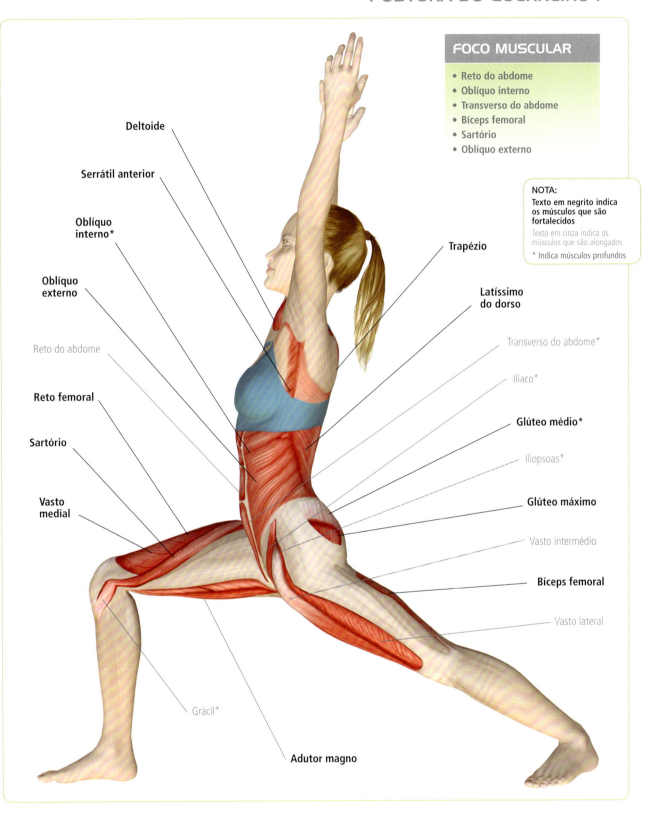

FOCO MUSCULAR
- Reto do abdome
- Oblíquo interno
- Transverso do abdome
- Bíceps femoral
- Sartório
- Oblíquo externo

NOTA:
Texto em negrito indica os músculos que são fortalecidos
Texto em cinza indica os músculos que são alongados
* Indica músculos profundos

POSTURA DO GUERREIRO II
(VIRABHADRASANA II)

POSTURAS EM PÉ

① Inicie com a Postura da Montanha (Tadasana, ver p. 32). Expire e afaste as pernas, mantendo os pés separados cerca de um metro.

② Levante e abra os braços ao lado do corpo, paralelos ao solo, mantendo as escápulas estendidas e palmas viradas para baixo.

FAÇA CORRETAMENTE
- Concentre-se em virar o joelho da perna dobrada para fora, expandindo o quadril e a virilha.

③ Vire o pé esquerdo levemente para a direita e o pé direito 90 graus para a direita. Alinhe o calcanhar direito com o esquerdo. Contraia as coxas e vire a coxa direita para fora, formando uma linha reta entre o meio da patela e o meio do tornozelo direito.

④ Expire e dobre o joelho direito deixando sua perna perpendicular ao solo. Deixe a coxa direita paralela ao chão, firmando o joelho direito por meio da contração dos músculos da perna esquerda e pressionando firme o calcanhar esquerdo no solo. Mantenha seu tronco reto e os ombros alinhados com a pelve. Posicione o cóccix levemente em direção ao púbis.

⑤ Gire a cabeça para a direita e olhe em direção aos seus dedos.

⑥ Permaneça nesta posição por 30 segundos a 1 minuto. Inspire e retorne à Postura da Montanha. Alterne os pés e repita para o outro lado.

SIGNIFICADO EM SÂNSCRITO
- *Virabhadra* = o nome de um guerreiro feroz

NÍVEL
- Iniciante

BENEFÍCIOS
- Fortalece as pernas e os tornozelos
- Alonga pernas, tornozelos, virilha, tronco e ombros
- Estimula a digestão
- Aumenta a resistência
- Alivia dores nas costas
- Alivia a síndrome do túnel do carpo
- Alivia a dor ciática

FOCOS DE ATENÇÃO/ CONTRAINDICAÇÕES
- Diarreia
- Pressão arterial alta
- Problemas cervicais

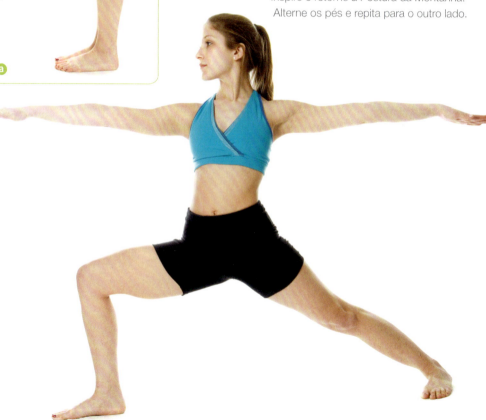

56

POSTURA DO GUERREIRO II

EVITE
- Deixar o joelho se deslocar para os lados
- Inclinar o tronco sobre a perna dobrada.

FOCO MUSCULAR

- Glúteo máximo
- Glúteo médio
- Oblíquo externo
- Bíceps femoral
- Sartório
- Adutor longo
- Adutor magno
- Sartório

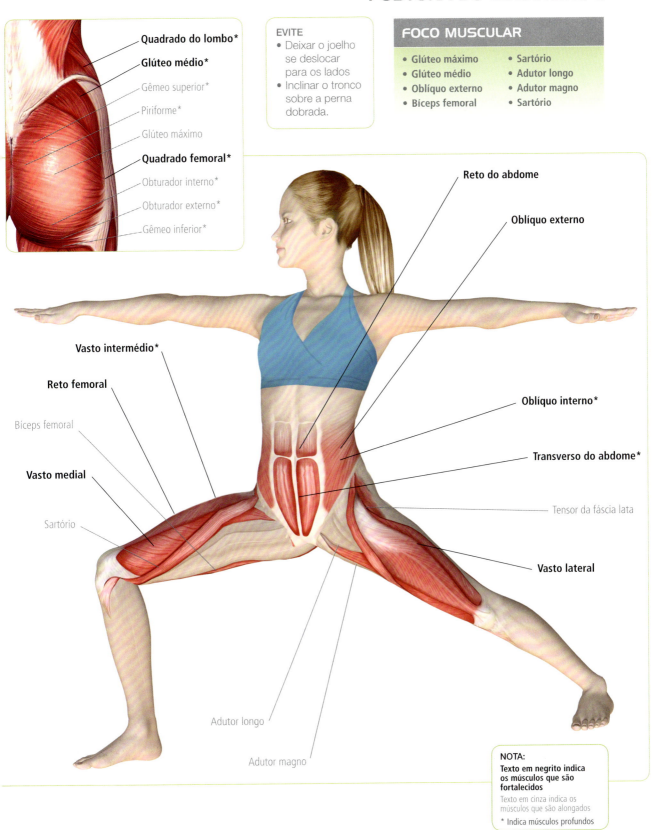

NOTA:
Texto em negrito indica os músculos que são fortalecidos
Texto em cinza indica os músculos que são alongados
* Indica músculos profundos

57

POSTURA DO GUERREIRO III
(VIRABHADRASANA III)

POSTURAS EM PÉ

❶ Inicie com a Postura da Montanha (Tadasana, ver p. 32). Expire e dê um passo de cerca de 30 cm para a frente com seu pé direito e transfira todo o seu peso para a perna direita.

❷ Inspire, levante os braços sobre a cabeça e entrelace os dedos, apontando os dedos indicadores para cima.

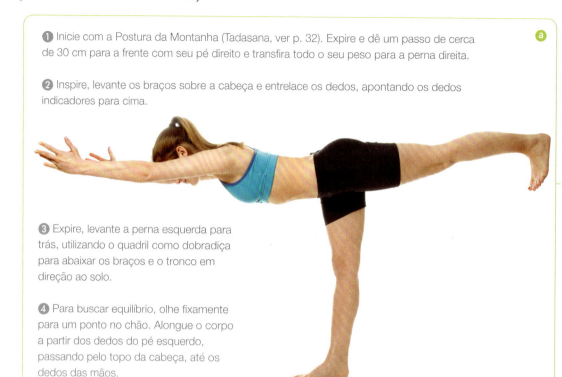

❸ Expire, levante a perna esquerda para trás, utilizando o quadril como dobradiça para abaixar os braços e o tronco em direção ao solo.

❹ Para buscar equilíbrio, olhe fixamente para um ponto no chão. Alongue o corpo a partir dos dedos do pé esquerdo, passando pelo topo da cabeça, até os dedos das mãos.

SIGNIFICADO EM SÂNSCRITO
- *Virabhadra* = o nome de um guerreiro feroz

NÍVEL
- Intermediário

BENEFÍCIOS
- Fortalece tornozelos, pernas, ombros e músculos das costas
- Tonifica os músculos abdominais
- Melhora o senso de equilíbrio
- Melhora a postura

FOCO DE ATENÇÃO/ CONTRAINDICAÇÃO
- Pressão arterial alta

❺ Permaneça nesta posição por 30 segundos a 1 minuto.

❻ Inspire e levante os braços à medida que abaixa a perna esquerda de volta ao solo. Junte os pés e retorne para a Postura da Montanha.

❼ Repita com o outro lado.

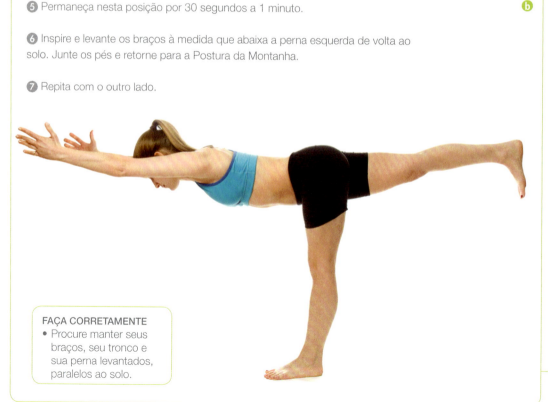

FAÇA CORRETAMENTE
- Procure manter seus braços, seu tronco e sua perna levantados, paralelos ao solo.

POSTURA DO GUERREIRO III

EVITE
- Balançar a pelve e desalinhar o quadril.
- Comprimir a região posterior do pescoço.

FOCO MUSCULAR

- **Reto do abdome**
- **Oblíquo interno**
- **Transverso do abdome**
- **Bíceps femoral**
- **Eretor da espinha**
- **Glúteo máximo**
- **Deltoide posterior**

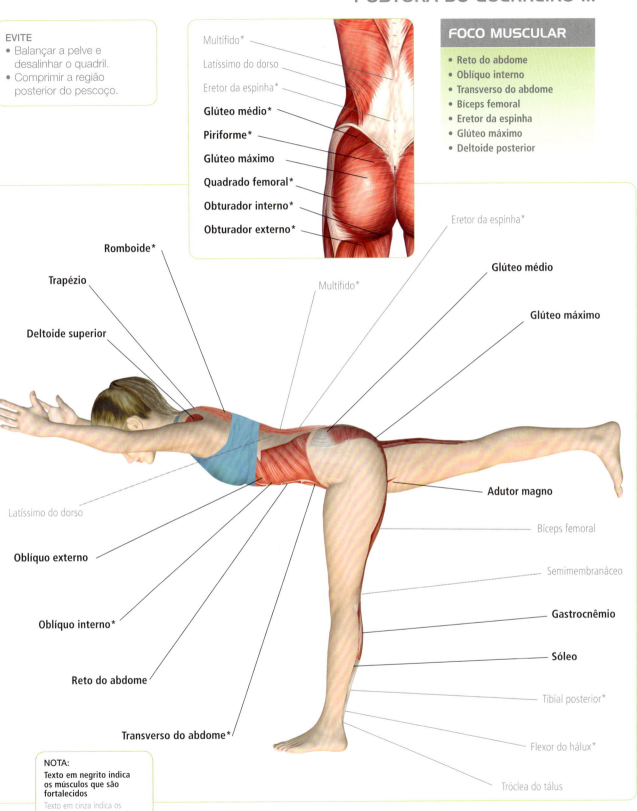

Multífido*
Latíssimo do dorso
Eretor da espinha*
Glúteo médio*
Piriforme*
Glúteo máximo
Quadrado femoral*
Obturador interno*
Obturador externo*

Romboide*
Trapézio
Deltoide superior
Latíssimo do dorso
Oblíquo externo
Oblíquo interno*
Reto do abdome
Transverso do abdome*

Multífido*
Eretor da espinha*
Glúteo médio
Glúteo máximo
Adutor magno
Bíceps femoral
Semimembranáceo
Gastrocnêmio
Sóleo
Tibial posterior*
Flexor do hálux*
Tróclea do tálus

NOTA:
Texto em negrito indica os músculos que são fortalecidos
Texto em cinza indica os músculos que são alongados
* Indica músculos profundos

POSTURA ESTENDIDA EM ÂNGULO LATERAL (UTTHITA PARSVAKONASANA)

POSTURAS EM PÉ

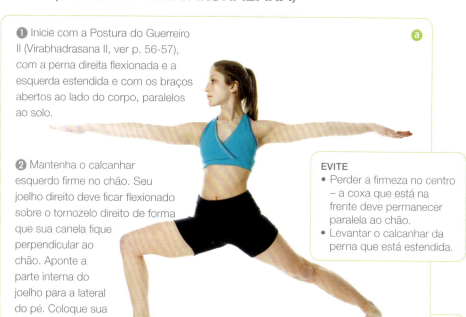

❶ Inicie com a Postura do Guerreiro II (Virabhadrasana II, ver p. 56-57), com a perna direita flexionada e a esquerda estendida e com os braços abertos ao lado do corpo, paralelos ao solo.

❷ Mantenha o calcanhar esquerdo firme no chão. Seu joelho direito deve ficar flexionado sobre o tornozelo direito de forma que sua canela fique perpendicular ao chão. Aponte a parte interna do joelho para a lateral do pé. Coloque sua coxa direita paralela ao solo.

EVITE
- Perder a firmeza no centro – a coxa que está na frente deve permanecer paralela ao chão.
- Levantar o calcanhar da perna que está estendida.

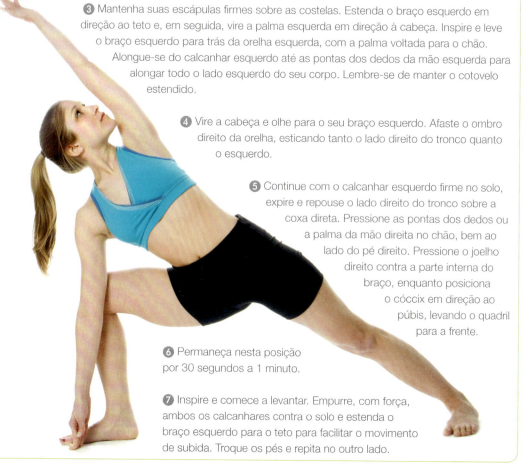

❸ Mantenha suas escápulas firmes sobre as costelas. Estenda o braço esquerdo em direção ao teto e, em seguida, vire a palma esquerda em direção à cabeça. Inspire e leve o braço esquerdo para trás da orelha esquerda, com a palma voltada para o chão. Alongue-se do calcanhar esquerdo até as pontas dos dedos da mão esquerda para alongar todo o lado esquerdo do seu corpo. Lembre-se de manter o cotovelo estendido.

❹ Vire a cabeça e olhe para o seu braço esquerdo. Afaste o ombro direito da orelha, esticando tanto o lado direito do tronco quanto o esquerdo.

❺ Continue com o calcanhar esquerdo firme no solo, expire e repouse o lado direito do tronco sobre a coxa direta. Pressione as pontas dos dedos ou a palma da mão direita no chão, bem ao lado do pé direito. Pressione o joelho direito contra a parte interna do braço, enquanto posiciona o cóccix em direção ao púbis, levando o quadril para a frente.

❻ Permaneça nesta posição por 30 segundos a 1 minuto.

❼ Inspire e comece a levantar. Empurre, com força, ambos os calcanhares contra o solo e estenda o braço esquerdo para o teto para facilitar o movimento de subida. Troque os pés e repita no outro lado.

SIGNIFICADO EM SÂNSCRITO
- *Utthita* = estendida; *parsva* = lado, flanco; *kona* = ângulo

NÍVEL
- Iniciante

BENEFÍCIOS
- Fortalece as pernas, joelhos e tornozelos
- Alonga as pernas, joelhos, tornozelos, virilha, coluna, cintura, tórax e pulmões, e ombros
- Estimula os órgãos abdominais
- Aumenta a resistência

FOCOS DE ATENÇÃO/ CONTRAINDICAÇÕES
- Dor de cabeça
- Insônia
- Pressão arterial alta ou baixa

POSTURA ESTENDIDA EM ÂNGULO LATERAL

FAÇA CORRETAMENTE
- Se você se desequilibrar, encoste o calcanhar de trás na parede.
- Se você tiver dificuldade para alcançar o chão com a mão, coloque a mão direita sobre um apoio ou dobre o cotovelo e posicione seu antebraço sobre a coxa direita, com a mão voltada para cima.

FOCO MUSCULAR
- **Semitendíneo**
- **Semimembranáceo**
- Oblíquo interno
- Transverso do abdome
- Bíceps femoral
- Sartório
- Oblíquo externo
- Piriforme
- Grácil
- Tensor da fáscia lata

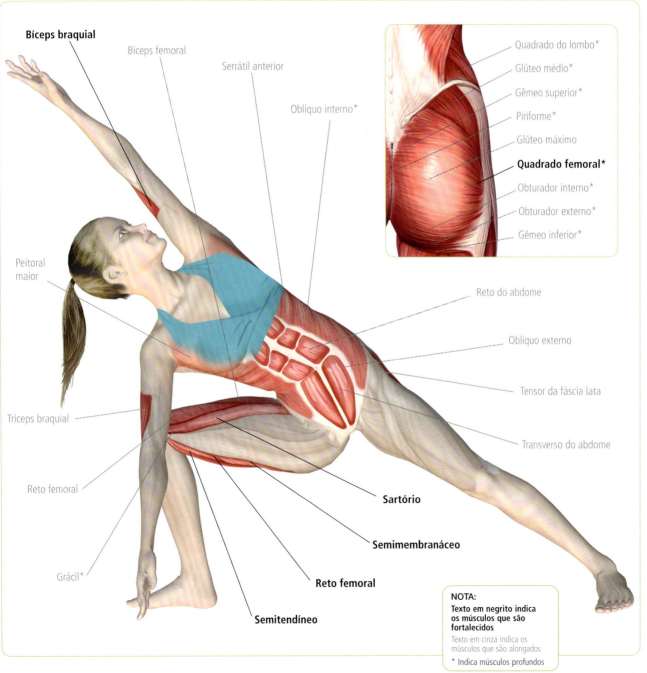

NOTA:
Texto em negrito indica os músculos que são fortalecidos
Texto em cinza indica os músculos que são alongados
* Indica músculos profundos

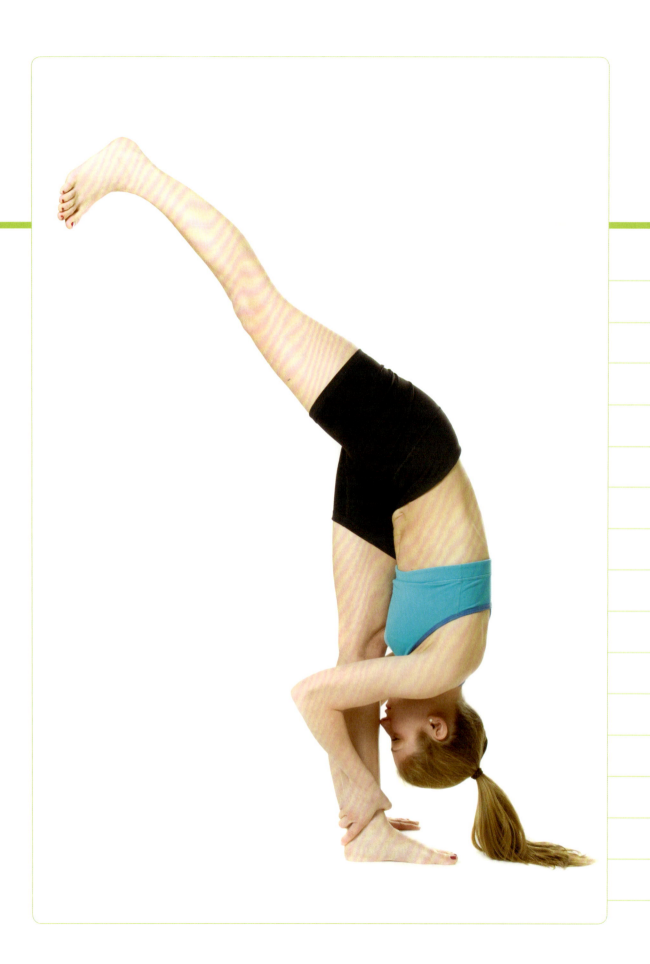

POSTURAS COM INCLINAÇÕES PARA A FRENTE

As inclinações para a frente podem ser posturas simples, mas o que não falta a elas, certamente, é variedade. As inclinações para a frente, tanto sentadas como em pé, incluem posturas com as pernas unidas e separadas, podendo a perna estar aberta para um dos lados ou em oposição à outra.

Todas as posturas desta seção desafiam a capacidade de alinhamento do seu corpo. As inclinações para a frente alongam os músculos posteriores das coxas e toda a região posterior do seu corpo, relaxando a coluna. É importante realizar o movimento de flexão no quadril e não na cintura, porque a inclinação na cintura encurta o movimento e força a coluna. Para realizá-lo, endireite as costas e incline-se – não se curve – para realizar a postura.

POSTURA DO ALONGAMENTO LATERAL INTENSO (PARSVOTTANASANA)

POSTURAS COM INCLINAÇÕES PARA A FRENTE

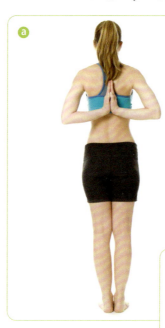

a

1 Inicie na Postura da Montanha (Tadasana, ver p. 32). Para realizar a prece reversa ou *paschima namaskar*, junte as mãos nas costas. Flexione levemente os joelhos e gire o tronco para a frente. Junte as pontas dos dedos e gire-as para dentro, posicionando-as entre as escápulas. Quando os seus dedos estiverem apontados para cima e as mãos paralelas à coluna, fique ereto e leve os cotovelos para a frente, mantendo os ombros baixos.

EVITE
- Levantar o calcanhar do solo.
- Curvar a coluna para abaixar o tronco sobre a perna da frente.
- Virar o quadril para os lados.

b

2 Expire e dê um passo grande para a frente com a perna direita, mantendo-a separada da esquerda cerca de um metro. Vire o pé de trás um pouco para fora, e mantenha o pé direito apontado para a frente. Encaixe o quadril para a frente girando o tronco levemente para a direita e contraindo a região do cóccix em direção ao púbis. Pressione o calcanhar esquerdo no solo e contraia os músculos da perna. Levante a coluna e o peito.

SIGNIFICADO EM SÂNSCRITO
- *Parsva* = lado, flanco; *ut* = intenso; *tan* = alongar ou estender

NÍVEL
- Intermediário

BENEFÍCIOS
- Alonga os ombros, a coluna e os músculos posteriores da coxa
- Fortalece as pernas
- Estimula a digestão

FOCOS DE ATENÇÃO/ CONTRAINDICAÇÕES
- Pressão arterial alta
- Lesão nas costas

FAÇA CORRETAMENTE
- Se os seus ombros não forem flexíveis o bastante para realizar esta postura em prece reversa, coloque as mãos no chão ou flexione os braços atrás das costas e cruze-os, segurando cada cotovelo com a mão oposta.

c

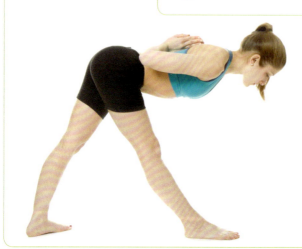

3 Com outra expiração, comece a inclinar o tronco para a frente, mantendo as costas retas até que o tronco fique paralelo ao solo. Certifique-se de que os músculos da perna continuem contraídos e que seus pés estejam firmes no chão.

POSTURA DO ALONGAMENTO LATERAL INTENSO

④ Com as costas retas, abaixe o tronco até a coxa direita.

⑤ Permaneça nesta posição por 15 a 30 segundos. Repita com a perna esquerda na frente.

FOCO MUSCULAR

- Bíceps femoral
- Semitendíneo
- Glúteo médio
- Glúteo máximo
- Gastrocnêmio
- Sóleo
- Deltoide

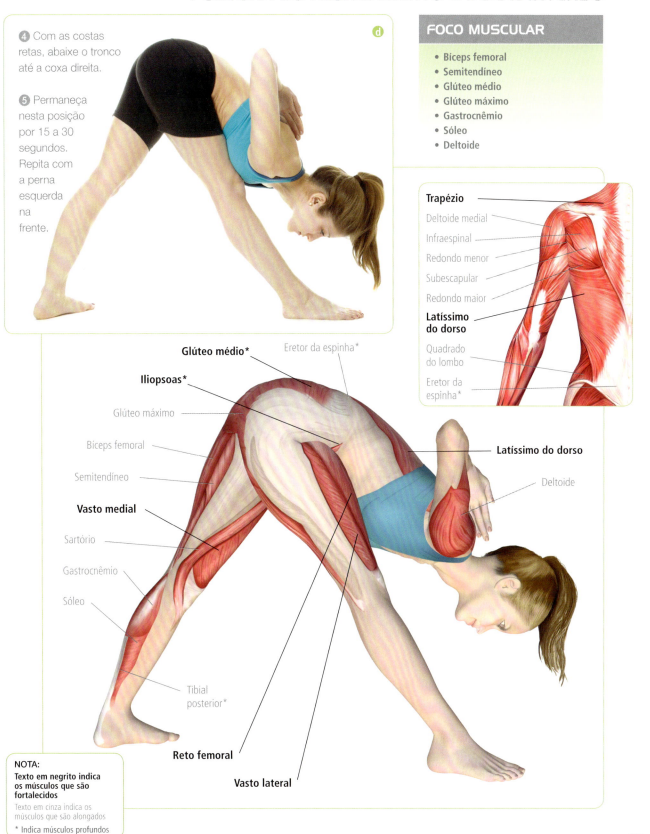

NOTA:
Texto em negrito indica os músculos que são fortalecidos

Texto em cinza indica os músculos que são alongados

* Indica músculos profundos

65

POSTURAS COM INCLINAÇÕES PARA A FRENTE

POSTURA DO ALONGAMENTO INTENSO PARA A FRENTE (UTTANASANA)

❶ Inicie com a Postura da Montanha (Tadasana, ver p. 32) e, em seguida, levante os braços em direção ao teto na Postura dos Braços para Cima (Urdhva Hastasana, p. 36).

❷ Expire e incline-se para a frente com o quadril, deixando os braços ao lado do corpo, com as palmas viradas para o solo. Enquanto você abaixa o tronco, mantenha as costas retas e contraia os músculos abdominais em direção à coluna. Alongue a coluna o máximo possível.

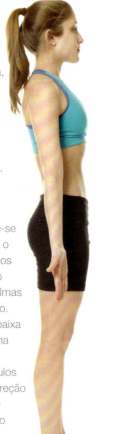

a

EVITE
- Curvar a coluna para realizar ou sair da postura.
- Comprimir a parte de trás do pescoço quando olhar para a frente.

❸ Incline o tronco e os músculos abdominais para a frente das pernas, levando a testa em direção às canelas. Segure a parte de trás dos tornozelos e contraia os músculos das coxas para tentar estender os joelhos ao máximo.

❹ Em cada expiração, levante os ísquios para o teto e estique ainda mais a sua coluna em direção ao chão para acentuar o alongamento.

❺ Permaneça nesta posição por 30 segundos a 1 minuto.

SIGNIFICADO EM SÂNSCRITO
- *Ut* = intenso; *tan* = alongar ou estender
- *Ardha* = meia, metade; *ut* = intenso; *tan* = alongar ou estender

NÍVEL
- Iniciante

BENEFÍCIOS
- Alonga a coluna, os músculos posteriores das coxas, as panturrilhas e o quadril
- Fortalece a coluna e as coxas
- Melhora a postura
- Alivia o estresse

FOCOS DE ATENÇÃO/ CONTRAINDICAÇÕES
- Lesão nas costas
- Lesão no pescoço
- Osteoporose

FAÇA CORRETAMENTE
- Se os músculos posteriores das coxas estiverem tensos, flexione os joelhos à medida que inclinar o tronco para a frente. Quando estiver em inclinação frontal, tente estender os joelhos. Você pode também flexionar os joelhos quando estiver voltando para a Meia Postura do Alongamento Intenso para a Frente, ajudando a criar um leve arqueamento nas suas costas.

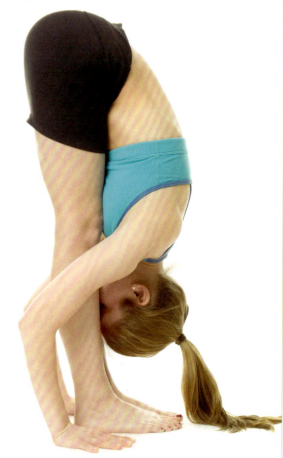

b

66

MEIA POSTURA DO ALONGAMENTO INTENSO PARA A FRENTE (ARDHA UTTANASANA)

FOCO MUSCULAR

- Bíceps femoral
- Trato iliotibial
- Glúteo máximo
- Glúteo médio
- Eretor da espinha

6 A partir da Postura do Alongamento Intenso para a Frente, mude para a Meia Postura do Alongamento Intenso para a Frente (Ardha Uttanasana) colocando suas mãos ao lado dos pés. Inspire e levante a cabeça e a parte superior do tronco, afastando-as das pernas. Suas costas devem estar retas. Deixe os cotovelos retos e use as pontas dos dedos para guiar a subida.

7 Levante o peito para a frente e alongue a coluna, formando um leve arco. Alongue a parte de trás do pescoço enquanto olha para a frente.

8 Permaneça nesta posição por 10 a 30 segundos. Desça novamente para a Postura do Alongamento Intenso para a Frente ou inspire e levante o tronco de volta para a Postura da Montanha.

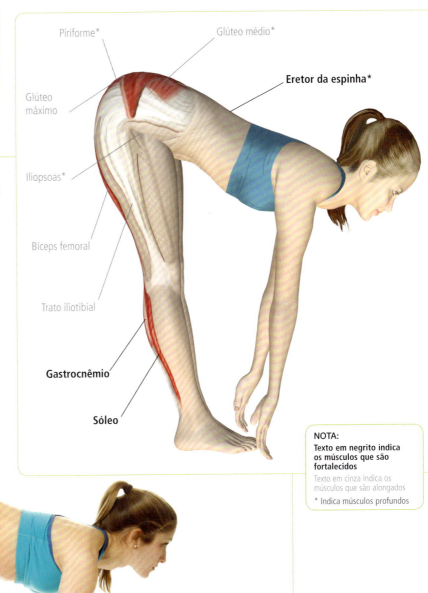

NOTA:
Texto em negrito indica os músculos que são fortalecidos
Texto em cinza indica os músculos que são alongados
* Indica músculos profundos

POSTURA DA CABEÇA NO JOELHO
(JANU SIRSASANA)

POSTURAS COM INCLINAÇÕES PARA A FRENTE

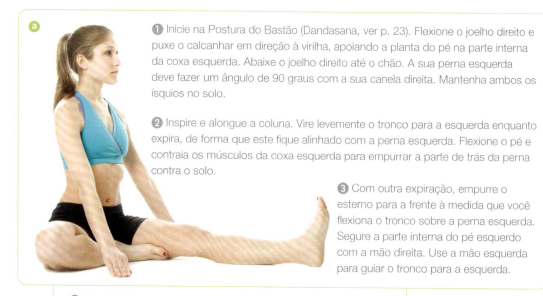

a

① Inicie na Postura do Bastão (Dandasana, ver p. 23). Flexione o joelho direito e puxe o calcanhar em direção à virilha, apoiando a planta do pé na parte interna da coxa esquerda. Abaixe o joelho direito até o chão. A sua perna esquerda deve fazer um ângulo de 90 graus com a sua canela direita. Mantenha ambos os ísquios no solo.

② Inspire e alongue a coluna. Vire levemente o tronco para a esquerda enquanto expira, de forma que este fique alinhado com a perna esquerda. Flexione o pé e contraia os músculos da coxa esquerda para empurrar a parte de trás da perna contra o solo.

③ Com outra expiração, empurre o esterno para a frente à medida que você flexiona o tronco sobre a perna esquerda. Segure a parte interna do pé esquerdo com a mão direita. Use a mão esquerda para guiar o tronco para a esquerda.

④ Estenda o braço esquerdo para a frente em direção ao pé esquerdo. Você pode segurar o pé com ambas as mãos ou colocar as mãos no chão ao lado do pé, com os cotovelos flexionados. Se possível, encoste a testa na canela esquerda. A cada inspiração, alongue a coluna, e, a cada expiração, intensifique o alongamento.

⑤ Permaneça nesta posição por 1 a 3 minutos. Repita com a perna direita estendida e a esquerda flexionada.

FOCO MUSCULAR

- Bíceps femoral
- Gastrocnêmio
- Semimembranáceo
- Quadrado femoral
- Trato iliotibial
- Latíssimo do dorso

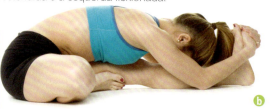

b

SIGNIFICADO EM SÂNSCRITO
- *Janu* = joelho; *sirsa* = cabeça

NÍVEL
- Iniciante

BENEFÍCIOS
- Alonga os músculos posteriores das coxas, a virilha e a coluna
- Estimula a digestão
- Alivia dores de cabeça
- Reduz a pressão arterial alta

FOCOS DE ATENÇÃO/ CONTRAINDICAÇÕES
- Lesão no joelho
- Lesão na região lombar
- Diarreia

EVITE
- Deixar o pé da perna flexionada deslizar por baixo da perna estendida.

FAÇA CORRETAMENTE
- Quando você estiver se inclinando para a frente, os músculos abdominais devem ser a primeira parte do corpo a encostar na coxa. A cabeça deve ser a última.

NOTA:
Texto em negrito indica os músculos que são fortalecidos

Texto em cinza indica os músculos que são alongados

* Indica músculos profundos

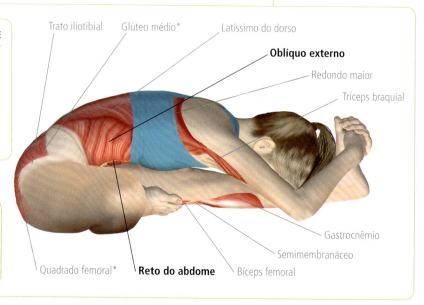

Trato iliotibial — Glúteo médio* — Latíssimo do dorso — **Oblíquo externo** — Redondo maior — Tríceps braquial — Gastrocnêmio — Semimembranáceo — Bíceps femoral — **Reto do abdome** — Quadrado femoral*

68

POSTURA SENTADA COM ALONGAMENTO PARA A FRENTE (PASCHIMOTTANASANA)

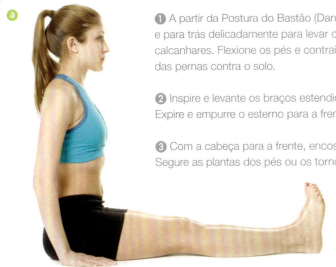

① A partir da Postura do Bastão (Dandasana, ver p. 23), mova-se para a frente e para trás delicadamente para levar os ísquios o mais longe possível dos calcanhares. Flexione os pés e contraia as coxas para pressionar a parte de trás das pernas contra o solo.

② Inspire e levante os braços estendidos em direção ao teto, alongando a coluna. Expire e empurre o esterno para a frente, inclinando-o a partir do quadril.

③ Com a cabeça para a frente, encoste os músculos abdominais nas coxas. Segure as plantas dos pés ou os tornozelos com as mãos.

EVITE
- Curvar as costas.
- Forçar o tronco para baixo.

POSTURAS COM INCLINAÇÕES PARA A FRENTE

FOCO MUSCULAR

- Bíceps femoral
- Semitendíneo
- Semimembranáceo
- Quadrado femoral
- Eretor da espinha
- Obturador externo

④ A cada inspiração, alongue a coluna. A cada expiração, intensifique o alongamento. Se possível, flexione os cotovelos para estender suavemente o tronco para a frente e encostar a cabeça nas canelas.

⑤ Permaneça nesta posição por 1 a 3 minutos.

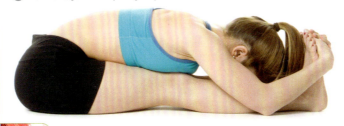

FAÇA CORRETAMENTE
- Para ajudar a guiar a flexão para a frente a partir do quadril, coloque uma manta dobrada embaixo do glúteo.
- Alongue a coluna do quadril ao pescoço.

SIGNIFICADO EM SÂNSCRITO
- *Pascha* = detrás, oeste, depois; *uttana* = alongamento intenso

NÍVEL
- Iniciante

BENEFÍCIOS
- Alonga os músculos posteriores das coxas, os ombros e a coluna
- Estimula a digestão
- Alivia dores de cabeça e estresse
- Reduz a pressão arterial alta

FOCOS DE ATENÇÃO/ CONTRAINDICAÇÕES
- Lesão nas costas
- Diarreia

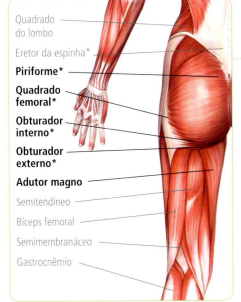

Quadrado do lombo
Eretor da espinha*
Piriforme*
Quadrado femoral*
Obturador interno*
Obturador externo*
Adutor magno
Semitendíneo
Bíceps femoral
Semimembranáceo
Gastrocnêmio

POSTURA DO ALONGAMENTO INTENSO COM OS PÉS AFASTADOS (PRASARITA PADOTTANASANA)

POSTURAS COM INCLINAÇÕES PARA A FRENTE

① Inicie na Postura da Montanha (Tadasana, ver p. 32). Afaste bem as pernas para os lados, cerca de um metro. Os pés devem estar paralelos entre si. Alongue a coluna e contraia os músculos das coxas.

② Expire e incline-se para a frente a partir do quadril, mantendo as costas retas. Empurre o esterno para a frente à medida que você abaixa o tronco, olhando diretamente à frente. Com os cotovelos estendidos, coloque as pontas dos dedos no solo.

③ Com outra expiração, coloque as mãos no chão, entre os pés, e abaixe o tronco em uma flexão intensa para a frente. Alongue a coluna, contraindo os ísquios para cima, em direção ao teto, e abaixando a cabeça para o solo. Se possível, flexione os cotovelos e encoste a testa no solo.

④ Permaneça nesta posição por 30 segundos a 1 minuto. Para desfazer a postura, estenda os cotovelos e levante o tronco enquanto mantém as costas retas.

EVITE
- Flexionar a cintura para a frente.
- Comprimir a parte posterior do pescoço quando estiver olhando para a frente.

FAÇA CORRETAMENTE
- Contraia os músculos das pernas e mantenha os pés firmes durante a realização da postura.
- Se você encontrar dificuldades para encostar as mãos no chão, afaste mais as pernas ou coloque algum apoio para as mãos.

SIGNIFICADO EM SÂNSCRITO
- *Prasarita* = ampliar, expandir; *pada* = pé; *ut* = intenso; *tan* = alongar ou estender

NÍVEL
- Iniciante

BENEFÍCIOS
- Alonga e fortalece os músculos posteriores das coxas, da virilha e da coluna

FOCO DE ATENÇÃO/CONTRAINDICAÇÃO
- Problemas na região lombar

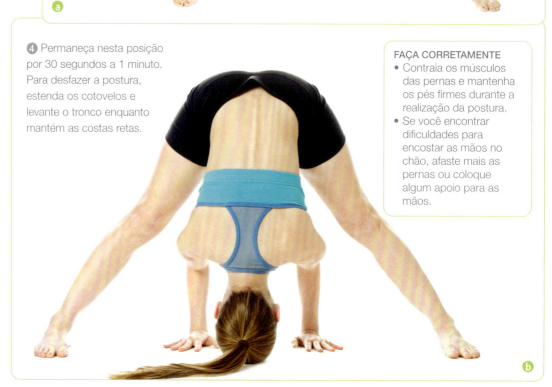

POSTURA DO ALONGAMENTO INTENSO COM OS PÉS AFASTADOS

MODIFICAÇÃO

Mais fácil: Siga o passo 1 e, então, expire, inclinando-se para a frente até que o seu tronco fique quase paralelo ao chão. Coloque as mãos no chão, alinhadas aos ombros, certificando-se de que a região lombar esteja reta. Permaneça nesta posição por 30 segundos a 1 minuto.

FOCO MUSCULAR

- Glúteo máximo
- Bíceps femoral
- Semitendíneo
- Adutor longo
- Adutor magno
- Tibial anterior
- Eretor da espinha

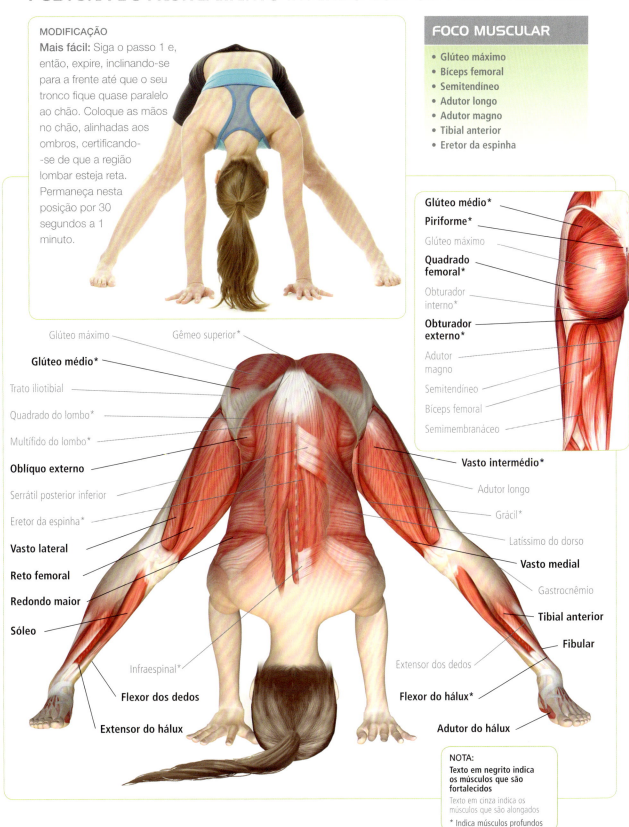

NOTA:
Texto em negrito indica os músculos que são fortalecidos
Texto em cinza indica os músculos que são alongados
* Indica músculos profundos

POSTURA DO ALONGAMENTO SENTADO EM ÂNGULO ABERTO (UPAVISTHA KONASANA)

POSTURAS COM INCLINAÇÕES PARA A FRENTE

a

❶ Sente-se na Postura do Bastão (Dandasana, ver p. 23)

EVITE
- Inclinar-se para a frente a partir da cintura.
- Forçar o tronco para o solo.

❷ Afaste bem as pernas. Vire as coxas ligeiramente para fora, de forma que seus joelhos apontem para o teto. Flexione os pés. Coloque as mãos no chão atrás do glúteo para empurrá-lo para a frente, separando ainda mais as pernas.

❸ Inspire e levante o tronco, colocando as mãos no chão à sua frente. Contraia os músculos das pernas e pressione a parte de trás das coxas e ambos os ísquios contra o solo.

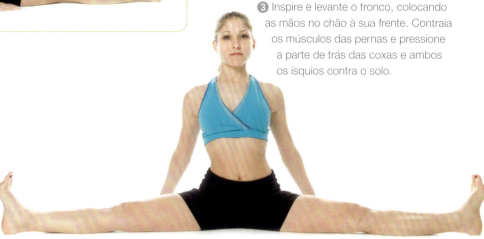

b

SIGNIFICADO EM SÂNSCRITO
- *Upavistha* = sentado; *kona* = ângulo

NÍVEL
- Intermediário

BENEFÍCIOS
- Alonga a virilha e os músculos posteriores das coxas
- Fortalece a coluna

FOCO DE ATENÇÃO/ CONTRAINDICAÇÃO
- Lesão lombar

❹ Expire e incline-se para a frente a partir da cintura, mantendo as costas retas. Caminhe com as mãos para a frente para abaixar o tronco lentamente em direção ao chão. Olhe para a frente. Alongue-se o máximo possível sem curvar as costas.

❺ Permaneça nesta posição por 1 a 2 minutos.

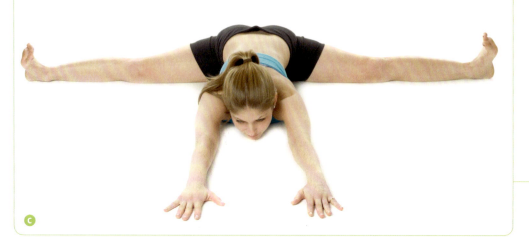

c

72

POSTURA DO ALONGAMENTO SENTADO EM ÂNGULO ABERTO

FAÇA CORRETAMENTE
- Se você encontrar dificuldades em se inclinar para a frente a partir do quadril ou em se sentar com as pernas bem afastadas, coloque uma manta dobrada embaixo do glúteo.
- Mantenha os joelhos apontados para o teto.

FOCO MUSCULAR
- Eretor da espinha
- Piriforme
- Glúteo médio
- Grácil
- Semitendíneo
- Semimembranáceo
- Bíceps femoral
- Adutor longo
- Adutor magno

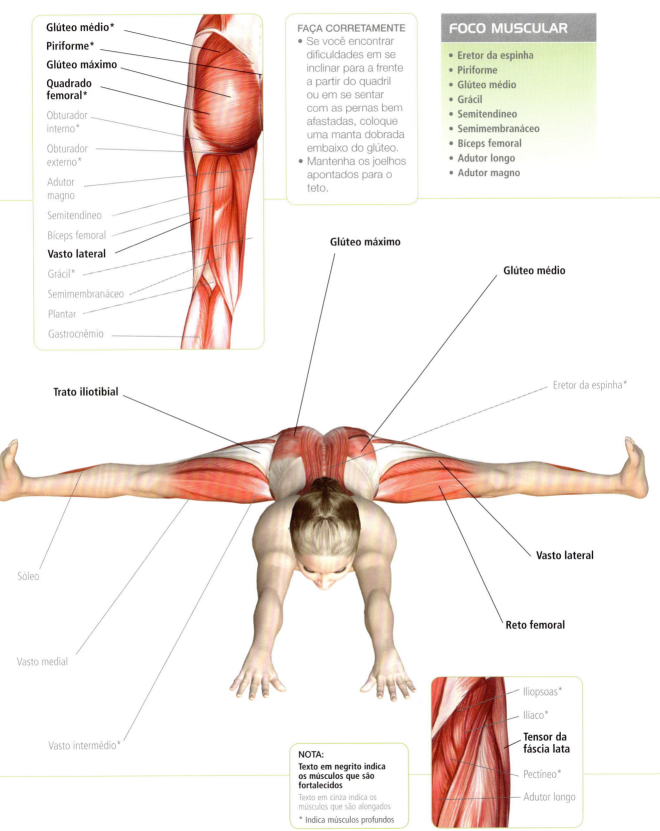

NOTA:
Texto em negrito indica os músculos que são fortalecidos
Texto em cinza indica os músculos que são alongados
* Indica músculos profundos

POSTURA DA PERNA ESTENDIDA
(URDHVA PRASARITA EKA PADASANA)

POSTURAS COM INCLINAÇÕES PARA A FRENTE

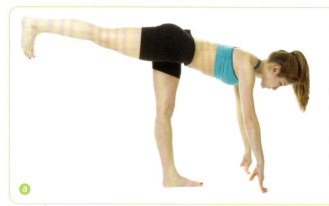

❶ Inicie na Postura da Montanha (Tadasana, ver p. 32) e transfira seu peso para o pé esquerdo.

❷ Incline-se para a frente com as costas retas, levantando, simultaneamente, a perna direita atrás de você. Encaixe os ombros e o quadril para a frente. Encoste as pontas dos dedos no chão.

❸ Expire e contraia os músculos da perna enquanto flexiona o tronco sobre a coxa esquerda. Levante o calcanhar direito para o teto, estendendo ambas as pernas em direções opostas.

❹ Relaxe os ombros em direção ao solo. Nesta posição, o joelho esquerdo aponta para a frente e o direito, imediatamente para trás. Se possível, segure o tornozelo esquerdo por trás, com a mão direita. Mantenha o equilíbrio com a palma da mão esquerda no chão.

❺ Permaneça nesta posição por 30 segundos a 1 minuto. Repita com o outro lado.

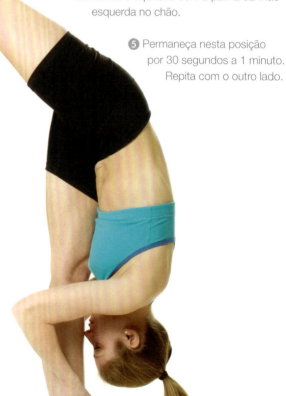

SIGNIFICADO EM SÂNSCRITO
- *Urdhva* = para cima; *prasarita* = afastada; *eka* = um; *pada* = pé

NÍVEL
- Avançado

BENEFÍCIOS
- Alonga a virilha, as coxas e as panturrilhas
- Fortalece coxas, joelhos e tornozelos
- Melhora o equilíbrio

FOCOS DE ATENÇÃO/ CONTRAINDICAÇÕES
- Lesão na região lombar
- Lesão no tornozelo
- Lesão no joelho

EVITE
- Girar o joelho estendido para dentro.
- Curvar a coluna.
- Inclinar-se para a frente a partir da cintura.

FAÇA CORRETAMENTE
- Abaixe o tronco e, ao mesmo tempo, levante a perna de trás.
- Retraia o queixo e alongue a parte de trás do pescoço.

POSTURA DA PERNA ESTENDIDA

FOCO MUSCULAR

- **Bíceps femoral**
- **Semitendíneo**
- **Sartório**
- **Reto femoral**
- Tensor da fáscia lata
- Glúteo máximo
- Gastrocnêmio

NOTA:
Texto em negrito indica os músculos que são fortalecidos

Texto em cinza indica os músculos que são alongados

* Indica músculos profundos

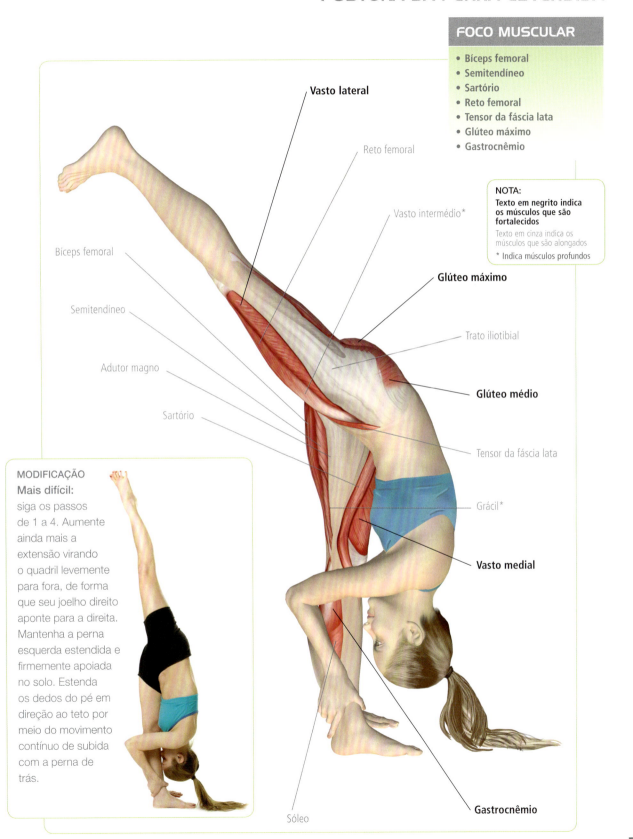

**MODIFICAÇÃO
Mais difícil:** siga os passos de 1 a 4. Aumente ainda mais a extensão virando o quadril levemente para fora, de forma que seu joelho direito aponte para a direita. Mantenha a perna esquerda estendida e firmemente apoiada no solo. Estenda os dedos do pé em direção ao teto por meio do movimento contínuo de subida com a perna de trás.

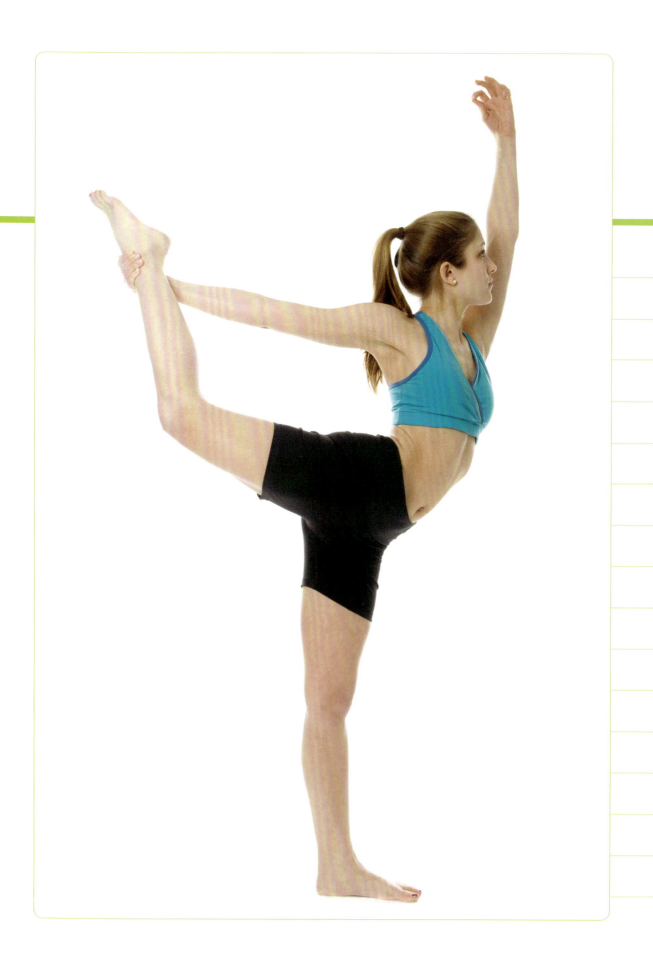

POSTURAS COM INCLINAÇÕES PARA TRÁS/RETROFLEXÕES

Os iniciantes de yoga frequentemente veem as inclinações para trás como estranhas e desconfortáveis – o que é compreensível. Muitos de nós passamos grande parte de nossas vidas inclinados para a frente ou curvados em uma cadeira. Os benefícios das posturas de retroflexão, entretanto, vão muito além de simplesmente melhorar a postura. As retroflexões são inclinações do corpo inteiro. Elas alongam os ombros, o abdome e as coxas e, ainda, abrem a caixa torácica, fortalecem as costas e dão mobilidade ao quadril e à coluna. Elas são revigorantes e constroem um sistema nervoso saudável.

É importante que se tenha muita paciência para realizar as posturas de retroflexão. Vá devagar e com cuidado; não force o seu corpo a realizar posturas mais avançadas do que os seus músculos são capazes de aguentar. Não deixe de fazer um aquecimento adequado e, se você tem dor nas costas, recente ou crônica, tenha cuidado redobrado.

POSTURAS COM INCLINAÇÕES PARA TRÁS/RETROFLEXÕES

POSTURA DO CACHORRO OLHANDO PARA CIMA (URDHVA MUKHA SVANASANA)

❶ Deite-se em decúbito ventral no solo. Flexione os cotovelos, colocando as mãos espalmadas no solo ao lado do peito. Mantenha os cotovelos junto ao corpo. Separe as pernas na largura do quadril e se estenda pelos dedos dos pés. Os dorsos dos seus pés devem estar apoiados no chão.

❷ Inspire e pressione as mãos e os dorsos dos pés no solo, levantando o tronco e o quadril. Contraia as coxas e posicione o cóccix em direção ao púbis.

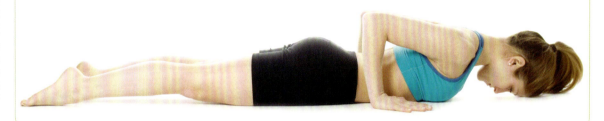

SIGNIFICADO EM SÂNSCRITO
- *Urdhva* = subindo, elevada; *mukha* = face; *shvana* = cachorro

NÍVEL
- Iniciante

BENEFÍCIOS
- Fortalece a coluna, braços e punhos
- Alonga o peito e os músculos abdominais
- Melhora a postura

FOCOS DE ATENÇÃO/ CONTRAINDICAÇÕES
- Lesão nas costas
- Lesão no punho ou síndrome do túnel do carpo

❸ Levante a parte superior do tórax, estendendo totalmente os braços, formando um arco a partir da parte superior do tronco. Empurre os ombros para baixo e para trás e alongue o pescoço enquanto olha discretamente para cima.

❹ Permaneça nesta posição por 15 a 30 segundos e expire na volta para o solo.

FAÇA CORRETAMENTE
- Alongue os braços e as pernas para que a extensão seja completa.
- Mantenha os punhos em linha reta com os ombros para não exercer muita pressão sobre a região lombar.

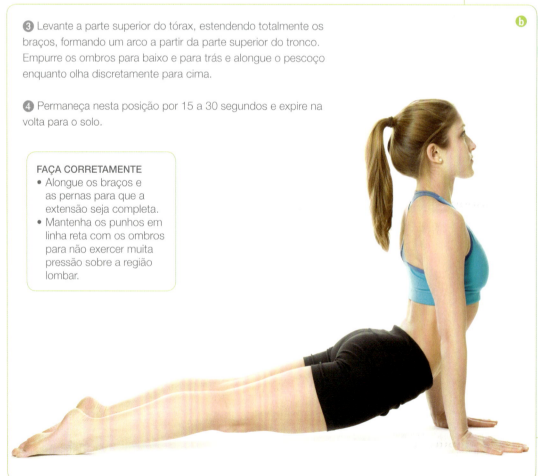

POSTURA DO CACHORRO OLHANDO PARA CIMA

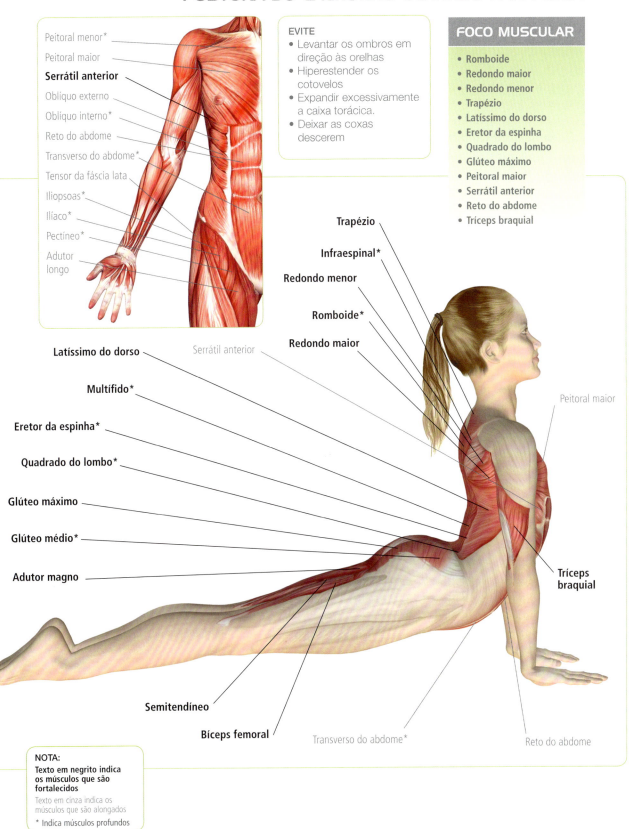

EVITE
- Levantar os ombros em direção às orelhas
- Hiperestender os cotovelos
- Expandir excessivamente a caixa torácica.
- Deixar as coxas descerem

FOCO MUSCULAR
- Romboide
- Redondo maior
- Redondo menor
- Trapézio
- Latíssimo do dorso
- Eretor da espinha
- Quadrado do lombo
- Glúteo máximo
- Peitoral maior
- Serrátil anterior
- Reto do abdome
- Tríceps braquial

NOTA:
Texto em negrito indica os músculos que são fortalecidos

Texto em cinza indica os músculos que são alongados

* Indica músculos profundos

79

POSTURA DA COBRA
(BHUJANGASANA)

POSTURAS COM INCLINAÇÕES PARA TRÁS/RETROFLEXÕES

① Deite-se em decúbito ventral no solo. Flexione os cotovelos, colocando as mãos espalmadas no solo ao lado do peito. Mantenha os cotovelos junto ao corpo. Estenda as pernas pressionando o púbis, as coxas e os dorsos dos pés no solo.

② Inspire e levante o tórax, empurrando com as mãos para guiar a subida. Mantenha o púbis pressionado contra o solo.

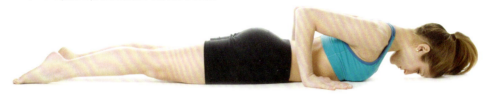
a

③ Levante o tórax. Posicione o cóccix para baixo, em direção ao púbis. Empurre os ombros para baixo e para trás e alongue o pescoço, olhando discretamente para o teto.

④ Permaneça nesta posição por 15 a 30 segundos e expire na volta para o solo.

b

SIGNIFICADO EM SÂNSCRITO
- *Bhujang* = cobra, serpente; *bhuja* = braço ou ombro; *anga* = membro

NÍVEL
- Iniciante

BENEFÍCIOS
- Fortalece a coluna e o glúteo
- Alonga o peito, músculos abdominais e ombros

FOCO DE ATENÇÃO/CONTRAINDICAÇÃO
- Lesão nas costas

EVITE
- Tensionar o glúteo, o que aumenta a pressão sobre a região lombar.
- Abrir os cotovelos para os lados.
- Levantar o quadril do solo.

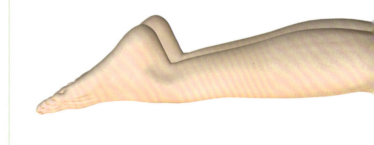

80

POSTURA DA COBRA

FAÇA CORRETAMENTE
- Levante o tórax e as costas sem depender muito dos braços para formar o arco.
- Mantenha os ombros e cotovelos pressionados para trás para intensificar a elevação do tórax.

FOCO MUSCULAR
- Quadrado do lombo
- Eretor da espinha
- Latíssimo do dorso
- Glúteo máximo
- Glúteo médio
- Peitoral maior
- Reto do abdome
- Deltoide
- Redondo maior
- Redondo menor

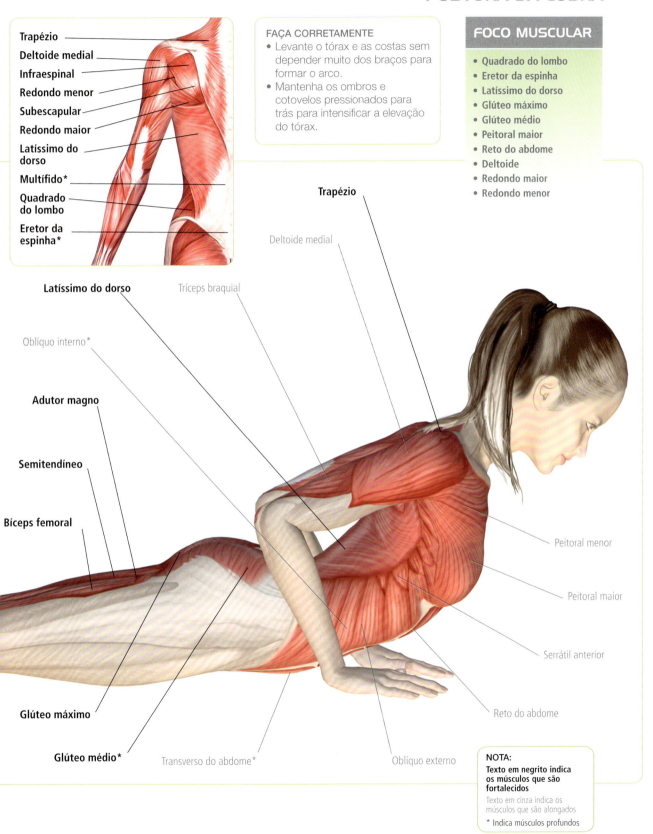

NOTA:
Texto em negrito indica os músculos que são fortalecidos

Texto em cinza indica os músculos que são alongados

* Indica músculos profundos

81

MEIA POSTURA DO SAPO
(ARDHA BHEKASANA)

POSTURAS COM INCLINAÇÕES PARA TRÁS/RETROFLEXÕES

❶ Deite-se em decúbito ventral no solo com as pernas estendidas. Flexione os cotovelos e coloque as mãos ao lado do peito, mantendo os cotovelos junto ao corpo.

❷ Inspire e empurre o solo com as mãos, levantando o tórax. Empurre os ombros para baixo e para trás. Mantenha o púbis pressionado contra o solo. Suas mãos devem ficar um pouco à frente do tronco.

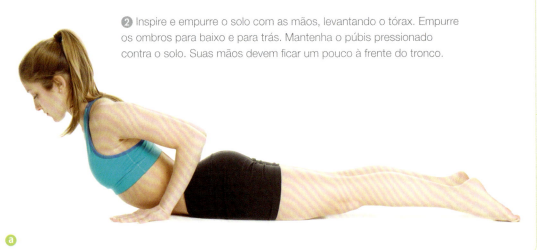

a

SIGNIFICADO EM SÂNSCRITO
- *Ardha* = metade; *bheka* = sapo

NÍVEL
- Intermediário

BENEFÍCIOS
- Fortalece a coluna e os ombros
- Alonga o peito, os músculos abdominais, os flexores do quadril, o quadríceps e os tornozelos

FOCOS DE ATENÇÃO/ CONTRAINDICAÇÕES
- Pressão arterial alta ou baixa
- Lesão nas costas
- Lesão no ombro

❸ Flexione o joelho esquerdo, puxando o calcanhar em direção ao glúteo. Transfira seu peso para a mão direita e leve a mão esquerda para trás, para segurar o pé pelo lado de dentro. Continue a levantar o tórax e a fazer força para baixo com o ombro direito.

❹ Flexione o cotovelo esquerdo em direção ao teto e gire a sua mão para que ela fique em cima do pé, com os dedos voltados para a frente. Expire e pressione o pé com a mão esquerda em direção à nádega para alongar.

❺ Sem separar as pernas além da distância do quadril, intensifique o alongamento movendo o pé esquerdo um pouco para fora da coxa esquerda, tentando levar a planta do pé em direção ao solo.

❻ Permaneça nesta posição por 30 segundos a 2 minutos. Repita com o lado oposto.

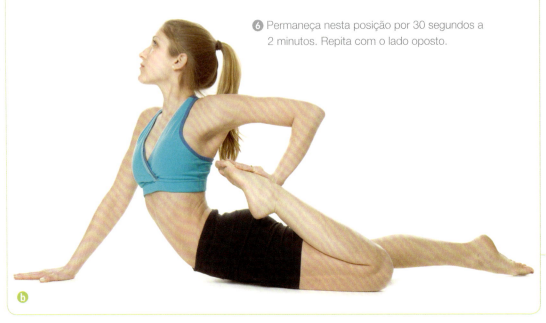

b

MEIA POSTURA DO SAPO

FAÇA CORRETAMENTE
- Mantenha o quadril e ombros virados para a frente.
- Se tiver dificuldades para se apoiar na mão, abaixe o corpo e use o antebraço e o cotovelo como apoio.

EVITE
- Empurrar o pé com muita força, causando desconforto no joelho.
- Afundar o corpo no ombro de apoio.

FOCO MUSCULAR

- **Latíssimo do dorso**
- **Quadrado do lombo**
- **Eretor da espinha**
- **Peitoral maior**
- **Deltoide medial**
- **Reto do abdome**
- **Transverso do abdome**
- **Iliopsoas**
- **Vasto intermédio**
- **Reto femoral**
- **Sartório**
- **Tibial anterior**
- **Extensor do hálux**

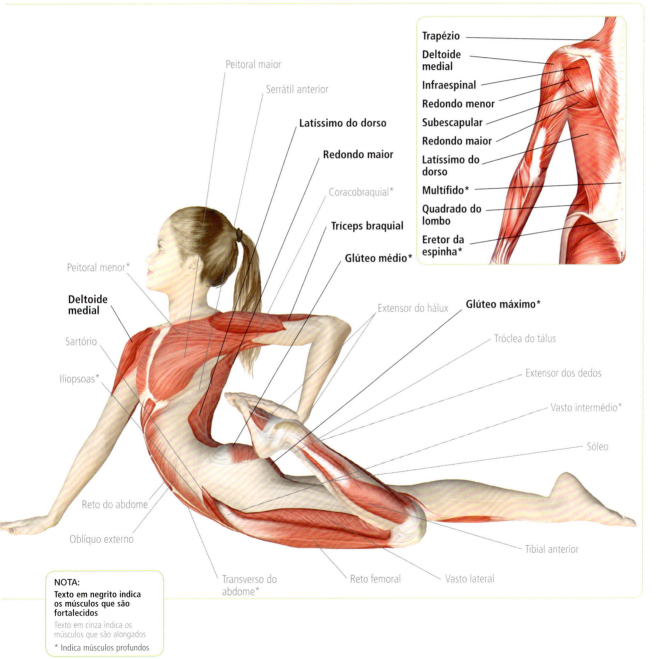

NOTA:
Texto em negrito indica os músculos que são fortalecidos

Texto em cinza indica os músculos que são alongados

* Indica músculos profundos

83

POSTURA DO ARCO
(DHANURASANA)

POSTURAS COM INCLINAÇÕES PARA TRÁS/RETROFLEXÕES

❶ Deite-se em decúbito ventral no solo e coloque os braços ao lado do corpo, com as palmas das mãos voltadas para cima.

❷ Encoste o queixo no solo e expire enquanto flexiona os joelhos. Leve as mãos para as laterais dos tornozelos, segurando-os.

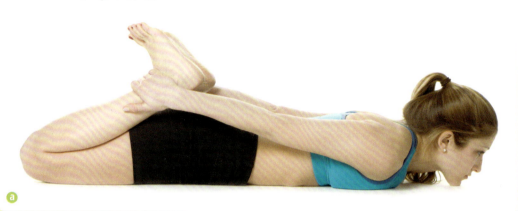

a

❸ Inspire e levante o tórax do solo. Ao mesmo tempo, puxe os tornozelos para cima, levantando as coxas. Transfira seu peso para os músculos abdominais.

❹ Mantenha a cabeça em posição neutra e não deixe que seus joelhos se afastem além da largura do quadril. Posicione o cóccix em direção ao púbis.

❺ Permaneça nesta posição por 20 a 30 segundos. Expire, solte os tornozelos e retorne lentamente para o solo.

SIGNIFICADO EM SÂNSCRITO
- *Dhanu* = arco

NÍVEL
- Intermediário

BENEFÍCIOS
- Fortalece a coluna
- Alonga o peito, os músculos abdominais, os músculos flexores do quadril e os quadríceps
- Estimula a digestão

FOCOS DE ATENÇÃO/ CONTRAINDICAÇÕES
- Dor de cabeça
- Pressão arterial alta ou baixa
- Lesão nas costas

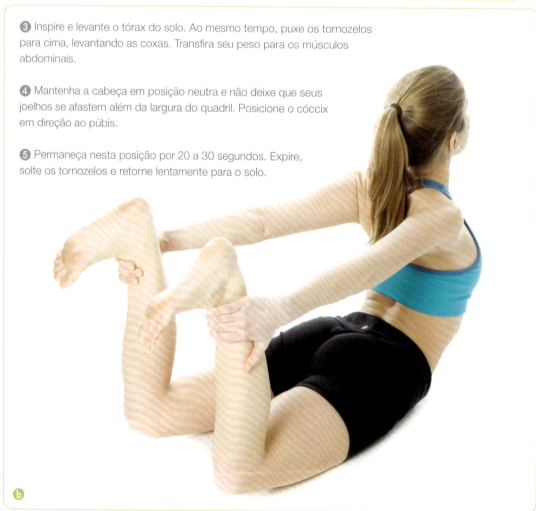

b

POSTURA DO ARCO

FAÇA CORRETAMENTE
- Mantenha os joelhos próximos durante a realização da postura; não os deixe afastados além da largura do quadril.

EVITE
- Prender a respiração. Respirar nesta postura pode ser difícil, portanto, utilize-se de respirações curtas e controladas a partir da região posterior do tronco.
- Transferir o peso para a pelve para sustentar o seu peso.

FOCO MUSCULAR
- Peitoral maior
- Peitoral menor
- Deltoide
- Eretor da espinha
- Glúteo médio
- Glúteo máximo
- Iliopsoas
- Reto femoral

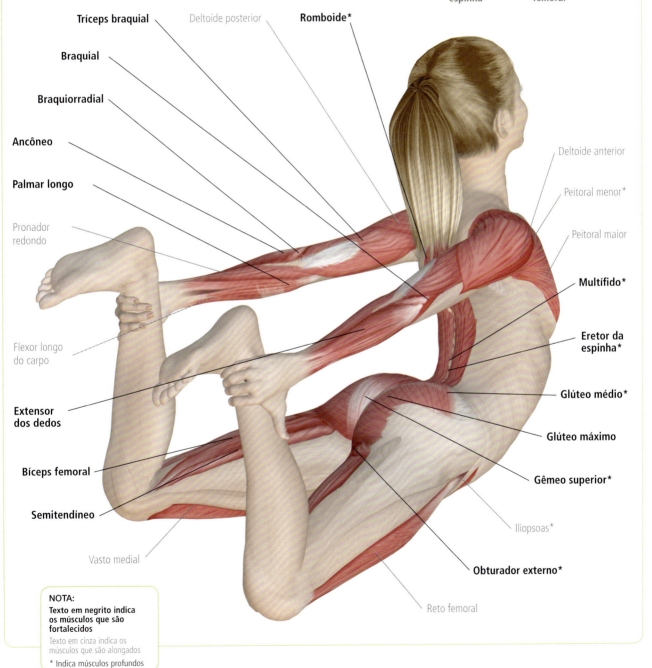

NOTA:
Texto em negrito indica os músculos que são fortalecidos
Texto em cinza indica os músculos que são alongados
* Indica músculos profundos

85

POSTURA DA PONTE
(SETU BANDHASANA)

POSTURAS COM INCLINAÇÕES PARA TRÁS/RETROFLEXÕES

① Deite-se em decúbito dorsal no solo. Flexione os joelhos e leve os calcanhares para perto do glúteo. Coloque as mãos estendidas ao lado do corpo.

② Expire e pressione os calcanhares no solo para levantar o glúteo. Com os pés e coxas paralelas, empurre o solo com os braços enquanto estende as pontas dos dedos.

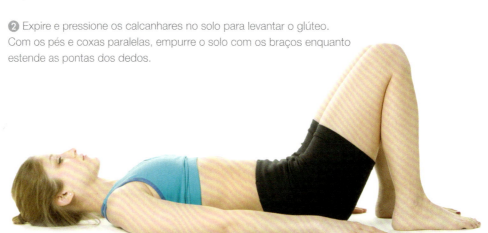

③ Estenda o pescoço para longe dos ombros. Eleve mais o quadril para que seu tronco se levante do solo.

④ Permaneça nesta posição por 30 segundos a 1 minuto. Expire e retorne com a coluna para o solo, uma vértebra de cada vez. Repita o movimento pelo menos uma vez.

EVITE
- Encostar o queixo no peito.
- Utilizar mais o glúteo do que os músculos posteriores das coxas para levantar o quadril.

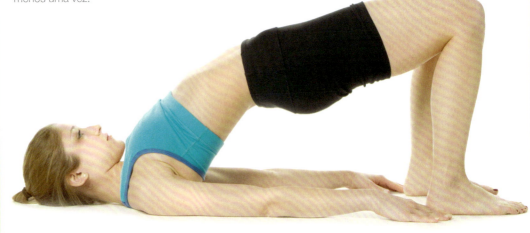

SIGNIFICADO EM SÂNSCRITO
- *Setu* = ponte; *bandha* = cadeado, trava

NÍVEL
- Iniciante

BENEFÍCIOS
- Fortalece coxas e glúteo
- Alonga o peito e a coluna
- Estimula a digestão
- Estimula a tireoide
- Reduz o estresse

FOCOS DE ATENÇÃO/ CONTRAINDICAÇÕES
- Lesão no ombro
- Lesão nas costas
- Problemas no pescoço

POSTURA DA PONTE

FAÇA CORRETAMENTE
- Deslize os ombros quando o quadril estiver levantado.
- Mantenha os joelhos sobre os calcanhares.
- Contraia o glúteo e as coxas.

FOCO MUSCULAR
- Sartório
- Reto femoral
- Iliopsoas
- **Glúteo máximo**
- **Glúteo médio**
- **Eretor da espinha**

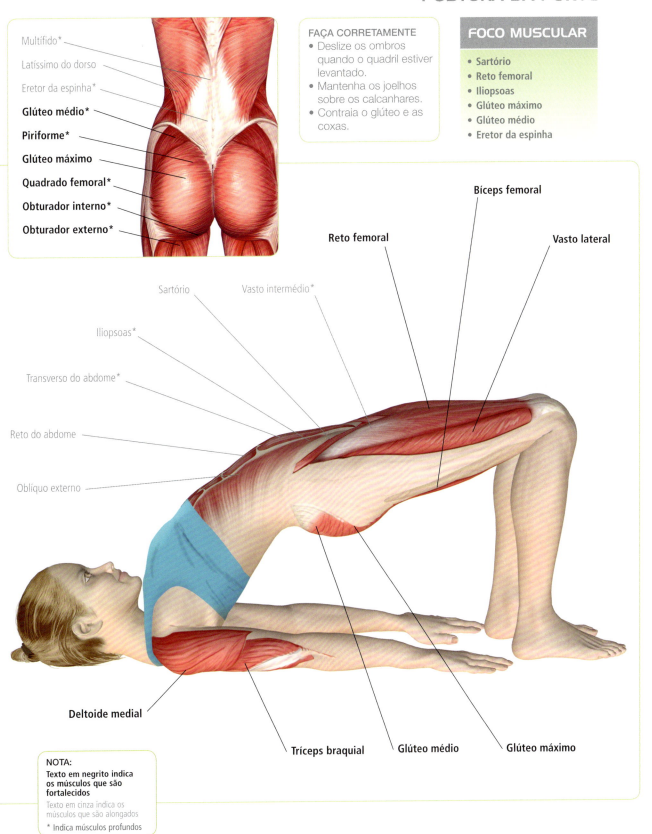

NOTA:
Texto em negrito indica os músculos que são fortalecidos
Texto em cinza indica os músculos que são alongados
* Indica músculos profundos

87

POSTURA DO ARCO OLHANDO PARA CIMA (URDHVA DHANURASANA)

POSTURAS COM INCLINAÇÕES PARA TRÁS/RETROFLEXÕES

❶ Deite-se em decúbito dorsal no solo. Flexione os joelhos e leve os calcanhares o mais perto possível do glúteo. Flexione os cotovelos e coloque as mãos no solo, ao lado da cabeça, com as pontas dos dedos voltadas para os ombros.

❷ Expire e empurre com os pés para levantar o glúteo do solo. Contraia as coxas e mantenha os pés paralelos. Empurre o solo com as mãos para levantar o corpo até o topo da cabeça.

❸ Após algumas respirações, expire e pressione o solo com as mãos e os pés, levantando o quadril em direção ao teto. Estenda os braços e deixe sua cabeça pender entre os ombros. Empurre com as pernas, estendendo-as o máximo possível. Abra os ombros e sinta sua coluna inteira se alongar.

❹ Permaneça nesta posição por 5 a 30 segundos. Expire enquanto você flexiona os braços e desça o corpo lentamente para o solo. Repita o movimento pelo menos uma vez.

SIGNIFICADO EM SÂNSCRITO
- *Urdhva* = para cima; *dhanu* = arco
- Também chamada de Postura da Roda

NÍVEL
- Intermediário/avançado

BENEFÍCIOS
- Fortalece as coxas e o glúteo
- Alonga o peito e a coluna
- Estimula a digestão
- Estimula a tireoide
- Reduz o estresse

FOCOS DE ATENÇÃO/CONTRAINDICAÇÕES
- Lesão nas costas
- Síndrome do túnel do carpo
- Pressão arterial alta e baixa
- Dor de cabeça

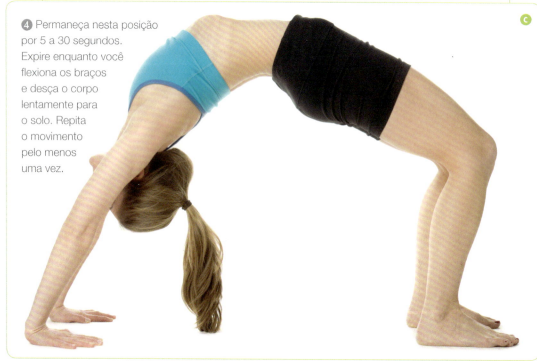

POSTURA DO ARCO OLHANDO PARA CIMA

FAÇA CORRETAMENTE
- Eleve o corpo e o estenda, utilizando os ombros, a coluna e o quadríceps com cuidado para não fazer toda a extensão na região lombar.
- Mantenha os joelhos próximos durante toda a postura, sem separá-los além da largura do quadril.

EVITE
- Virar os pés para fora
- Abrir os cotovelos para os lados para atingir a postura.

FOCO MUSCULAR
- Deltoide medial
- Serrátil anterior
- Infraespinal
- Romboide
- Flexor radial do carpo
- Latíssimo do dorso
- Trapézio
- Eretor da espinha
- Glúteo máximo
- Vasto lateral
- Redondo maior
- Redondo menor

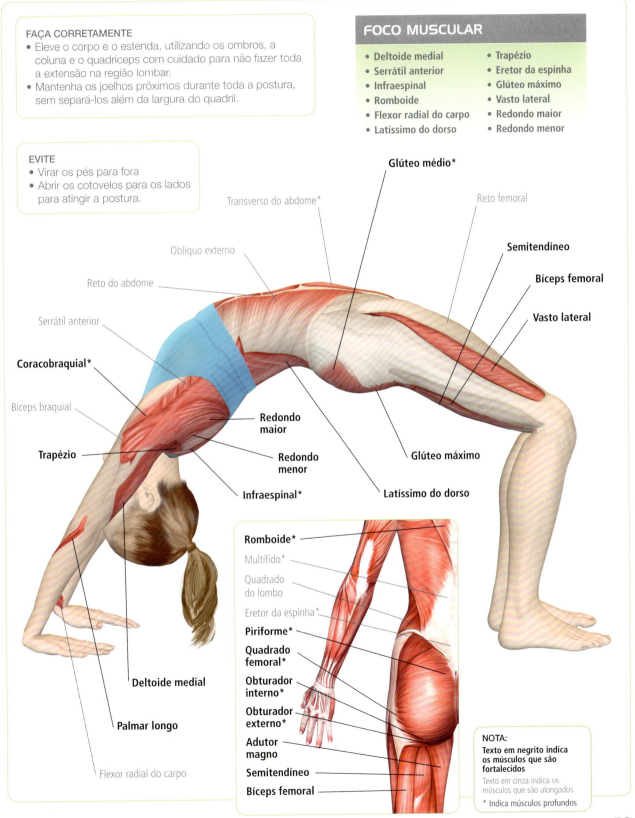

NOTA:
Texto em negrito indica os músculos que são fortalecidos

Texto em cinza indica os músculos que são alongados

* Indica músculos profundos

89

POSTURA DO CAMELO
(UTRASANA)

POSTURAS COM INCLINAÇÕES PARA TRÁS/RETROFLEXÕES

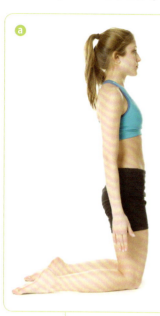

1 Com os joelhos afastados pela largura do quadril, ajoelhe-se com as coxas perpendiculares ao solo e o quadril aberto. Posicione o cóccix em direção ao púbis e levante pela coluna.

2 Leve as mãos para a região lombar com os cotovelos flexionados e os dedos apontados para o glúteo. Incline os ombros e o tórax para trás, abrindo a caixa torácica e empurrando o quadril para a frente.

3 Expire e deixe as costas caírem, pressionando a pelve para a frente e alongando a coluna. Incline o corpo levemente para a direita, forçando as escápulas para trás, e coloque a mão direita no calcanhar. Incline o corpo levemente para a esquerda e coloque a mão esquerda no calcanhar. Os dedos das mãos devem ficar apontados para os dedos dos pés.

4 Empurre as coxas para a frente e concentre seu peso entre os joelhos, elevando o tórax para formar um arco. Deixe a cabeça cair para trás e relaxe a garganta.

5 Permaneça nesta posição por 20 segundos a 1 minuto. Para sair da postura, contraia os músculos abdominais para levar o tórax para a frente e leve as mãos, lentamente, para a região lombar antes de retornar para a posição inicial.

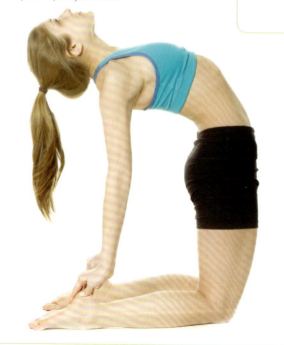

SIGNIFICADO EM SÂNSCRITO
- *Utra* = camelo

NÍVEL
- Intermediário

BENEFÍCIOS
- Fortalece a coluna
- Alonga as coxas, os músculos flexores do quadril, o tronco e os músculos abdominais
- Estimula a digestão

FOCOS DE ATENÇÃO/CONTRAINDICAÇÕES
- Lesão nas costas
- Pressão arterial alta ou baixa
- Dor de cabeça

EVITE
- Pressionar a região lombar.
- Apressar-se para realizar a retroflexão, o que pode forçar as costas.

FAÇA CORRETAMENTE
- Mantenha a pelve firme virada para a frente e levante o peito utilizando os músculos abdominais.

90

POSTURA DO CAMELO

FOCO MUSCULAR

- Peitoral maior
- Peitoral menor
- Esternocleidomastóideo
- Trapézio
- Reto do abdome
- Eretor da espinha
- Glúteo médio
- Glúteo máximo
- Iliopsoas
- Deltoide anterior
- Quadrado do lombo

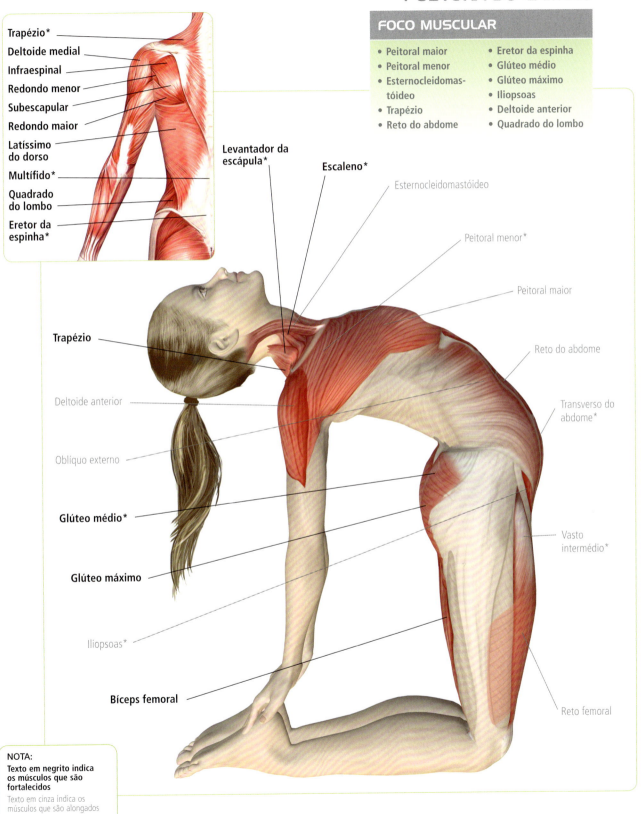

NOTA:
Texto em negrito indica os músculos que são fortalecidos
Texto em cinza indica os músculos que são alongados
* Indica músculos profundos

POSTURA DO PEIXE
(MATSYASANA)

POSTURAS COM INCLINAÇÕES PARA TRÁS/RETROFLEXÕES

① Deite-se em decúbito dorsal no solo, com os braços ao lado do corpo. Empurre os calcanhares para baixo para elevar o quadril e coloque as mãos embaixo do glúteo, com as palmas voltadas para baixo.

EVITE
- Transferir o peso para a cabeça e o pescoço.
- Levantar o quadril quando estiver formando o arco.

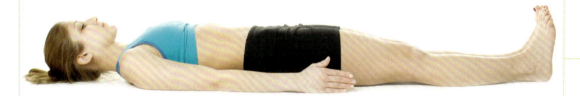

a

② Relaxe o glúteo sobre as mãos e estenda as pernas. Inspire e faça pressão para baixo com os antebraços, flexionando ligeiramente os cotovelos. Levante o tórax e a cabeça do solo, formando um arco na parte superior das costas.

FAÇA CORRETAMENTE
- Mantenha os cotovelos e os antebraços próximos ao tronco durante a realização da postura.
- Realize esta postura com as pernas estendidas, flexionadas, ou na Postura de Lótus (Padmasana, ver p. 109).

③ Incline a cabeça para trás e a encoste no solo. Mantenha a maior parte do seu peso sobre os cotovelos.

④ Permaneça nesta posição por 15 a 30 segundos.

SIGNIFICADO EM SÂNSCRITO
- *Matsya* = peixe

NÍVEL
- Iniciante/intermediário

BENEFÍCIOS
- Alonga o peito e os músculos abdominais
- Fortalece pescoço, ombros e coluna
- Melhora a postura

FOCOS DE ATENÇÃO/CONTRAINDICAÇÕES
- Lesão nas costas
- Pressão arterial alta ou baixa
- Dor de cabeça

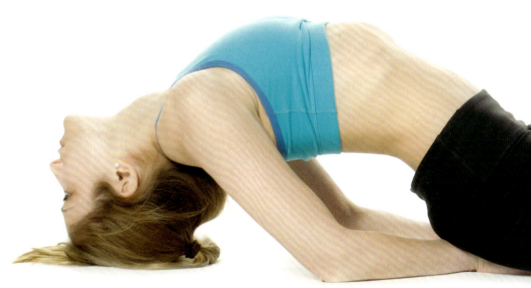

b

92

POSTURA DO PEIXE

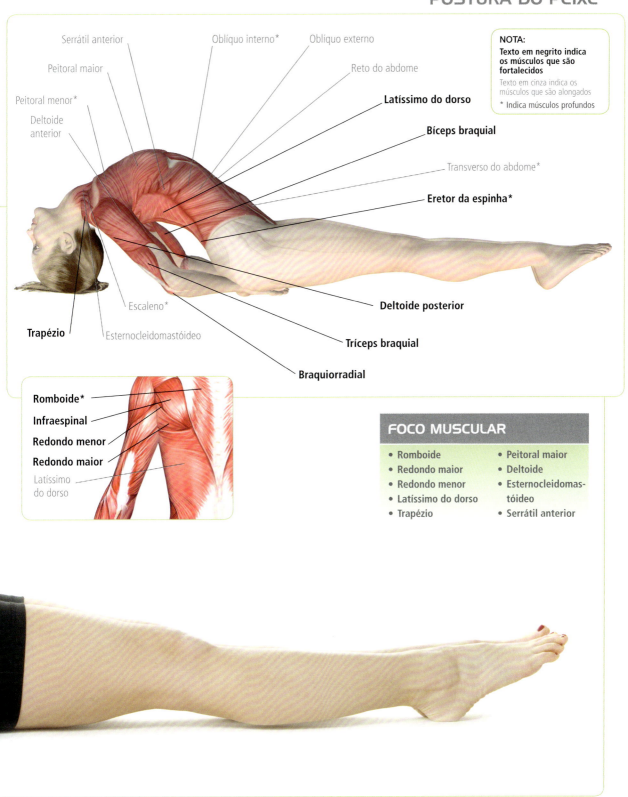

NOTA:
Texto em negrito indica os músculos que são fortalecidos
Texto em cinza indica os músculos que são alongados
* Indica músculos profundos

FOCO MUSCULAR

- Romboide
- Redondo maior
- Redondo menor
- Latíssimo do dorso
- Trapézio
- Peitoral maior
- Deltoide
- Esternocleidomas-tóideo
- Serrátil anterior

93

POSTURA DO GAFANHOTO
(SALABHASANA)

POSTURAS COM INCLINAÇÕES PARA TRÁS/RETROFLEXÕES

❶ Deite-se em decúbito ventral no solo com os braços relaxados ao lado do corpo e com as palmas voltadas para baixo. Vire as pernas para dentro, de forma que os joelhos apontem diretamente para o solo.

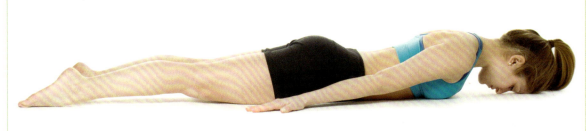

ⓐ

❷ Contraindo o glúteo, inspire e eleve, simultaneamente, cabeça, peito, braços e pernas. Estenda os braços e as pernas atrás de você, com os braços paralelos ao solo. Levante o mais alto possível, com a pelve e a musculatura abdominal baixa mantendo o corpo estável no solo. Mantenha a cabeça em posição neutra.

❸ Permaneça nesta posição por 30 segundos a 1 minuto. Repita uma ou duas vezes.

SIGNIFICADO EM SÂNSCRITO
- *Salabha* = gafanhoto

NÍVEL
- Iniciante

BENEFÍCIOS
- Fortalece a coluna, o glúteo, os braços e as pernas.
- Alonga os músculos flexores do quadril, do peito e os músculos abdominais
- Estimula a digestão

FOCO DE ATENÇÃO/ CONTRAINDICAÇÃO
- Lesão nas costas

EVITE
- Flexionar os joelhos
- Prender a respiração

FAÇA CORRETAMENTE
- Alongue a parte posterior do pescoço.
- Abra o peito para estender o arco por toda a coluna.

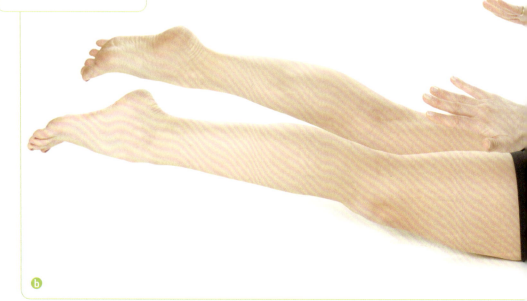

ⓑ

POSTURA DO GAFANHOTO

NOTA:
Texto em negrito indica os músculos que são fortalecidos

Texto em cinza indica os músculos que são alongados

* Indica músculos profundos

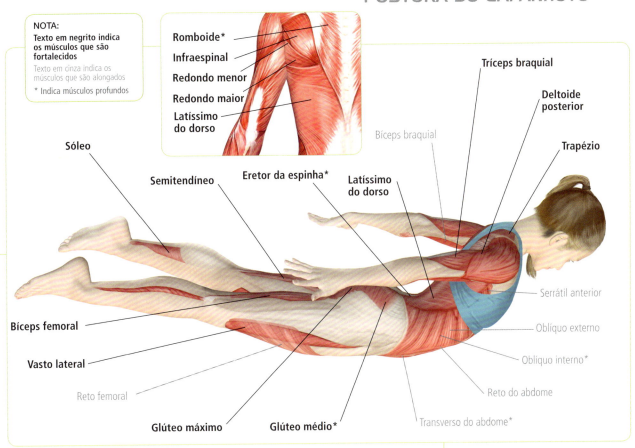

FOCO MUSCULAR

- **Romboide**
- **Infraespinal**
- **Redondo maior**
- **Latíssimo do dorso**
- **Deltoide**
- **Eretor da espinha**
- **Trapézio**
- **Glúteo máximo**
- **Glúteo médio**

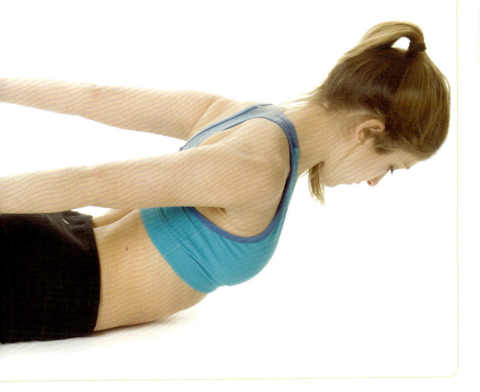

95

POSTURA DO POMBO REAL COM UMA PERNA ESTENDIDA (EKA PADA RAJAKAPOTASANA)

POSTURAS COM INCLINAÇÕES PARA TRÁS/RETROFLEXÕES

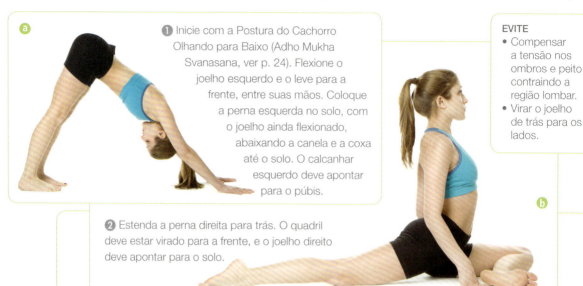

a

❶ Inicie com a Postura do Cachorro Olhando para Baixo (Adho Mukha Svanasana, ver p. 24). Flexione o joelho esquerdo e o leve para a frente, entre suas mãos. Coloque a perna esquerda no solo, com o joelho ainda flexionado, abaixando a canela e a coxa até o solo. O calcanhar esquerdo deve apontar para o púbis.

EVITE
- Compensar a tensão nos ombros e peito contraindo a região lombar.
- Virar o joelho de trás para os lados.

b

❷ Estenda a perna direita para trás. O quadril deve estar virado para a frente, e o joelho direito deve apontar para o solo.

❸ Levante o tórax, usando as pontas dos dedos para deixar o tronco ereto. Pressione o quadril e o púbis contra o solo e levante o tórax.

❹ Flexione o joelho direito e o pé, puxando o calcanhar em direção ao glúteo. Leve a mão direita para trás, com a palma para cima, e segure os dedos dos pés pela parte de fora do pé. Você pode manter as pontas dos dedos no solo à sua frente para se equilibrar.

FAÇA CORRETAMENTE
- Mantenha o quadril virado para a frente durante a realização da postura.
- Faça o máximo para se manter sentado quando completar a posição da perna, levando a virilha em direção ao solo.

❺ Aponte o cotovelo direito para o teto, puxe o esterno para fora e estenda as pontas dos dedos do pé. Deixe a cabeça cair para trás e leve o braço esquerdo acima da cabeça para segurar os dedos dos pés com a mão esquerda. Puxe o pé em direção à cabeça.

❻ Permaneça nesta posição por 10 segundos a 1 minuto. Retorne para a Postura do Cachorro Olhando para Baixo e repita com o outro lado.

SIGNIFICADO EM SÂNSCRITO
- *Eka* = um(a); *pada* = pé ou perna; *raja* = rei; *kapota* = pombo

NÍVEL
- Avançado

BENEFÍCIOS
- Alonga quadril, coxas, coluna, peito, ombros, pescoço e músculos abdominais.
- Fortalece a coluna.

FOCOS DE ATENÇÃO/CONTRAINDICAÇÕES
- Lesão no quadril
- Lesão nas costas
- Lesão no joelho

96

POSTURA DO POMBO REAL COM UMA PERNA ESTENDIDA

MODIFICAÇÕES

Mais fácil: a Postura do Pombo com Uma Perna Estendida é uma postura avançada que exige grande flexibilidade do quadril, da coluna e do peito, mas, ainda assim, você pode beneficiar-se desta postura sem colocar ambas as mãos sobre a cabeça. Com a perna esquerda flexionada no solo à sua frente e com a coxa de trás voltada para o solo, flexione o joelho direito. Mantenha o tronco levantado e se apoie com as pontas dos dedos da mão esquerda. Aponte os dedos dos pés para o teto. Leve a mão direita para trás e segure o pé pela parte de dentro do tornozelo. Estenda a coluna, abra a caixa torácica e permaneça nesta posição por 10 segundos a 1 minuto. Repita com o outro lado.

Mais fácil: siga os passos 1 e 2. Expire e deslize os braços para a frente, inclinando o tronco para baixo, repousando-o sobre a canela esquerda.

FOCO MUSCULAR

- Quadrado do lombo
- Latíssimo do dorso
- Sartório
- Vasto intermédio
- Iliopsoas
- Serrátil anterior
- Oblíquo externo
- Peitoral maior
- Peitoral menor
- Reto do abdome

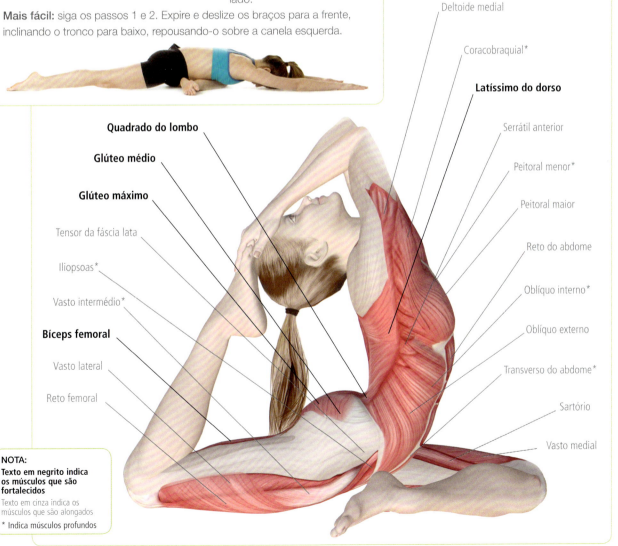

NOTA:
Texto em negrito indica os músculos que são fortalecidos
Texto em cinza indica os músculos que são alongados
* Indica músculos profundos

97

POSTURA DO REI DOS DANÇARINOS
(NATARAJASANA)

POSTURAS COM INCLINAÇÕES PARA TRÁS/RETROFLEXÕES

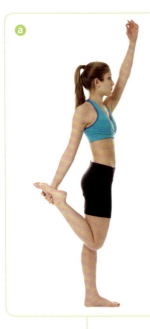

a

① Inicie com a Postura da Montanha (Tadasana, ver p. 32), flexione o joelho direito e leve o calcanhar em direção ao glúteo. Contraia os músculos da coxa esquerda. Mantenha o quadril aberto.

② Vire a palma direita para fora, leve-a para trás e segure o pé direito pela parte de dentro. Estenda a coluna, do cóccix até o topo do pescoço.

③ Levante o pé direito em direção ao teto e force para trás contra a mão direita. Simultaneamente, levante o braço esquerdo para cima. É normal inclinar o tronco para a frente quando estiver levantando a perna de trás. A elevação do tórax e do braço vai ajudar a manter a posição ereta e aumentar a flexibilidade.

EVITE
- Olhar para o solo, fazendo com que você perca o equilíbrio.
- Comprimir a região lombar.

④ Permaneça nesta postura por 20 segundos a 1 minuto. Solte o pé e repita com o outro lado.

SIGNIFICADO EM SÂNSCRITO
- *Nata* = dançarino; raja = rei

NÍVEL
- Avançado

BENEFÍCIOS
- Alonga coxas, virilha, músculos abdominais, ombros e peito
- Fortalece a coluna, as coxas, o quadril e os tornozelos
- Melhora o equilíbrio

FOCOS DE ATENÇÃO/CONTRAINDICAÇÕES
- Lesão nas costas
- Pressão arterial baixa

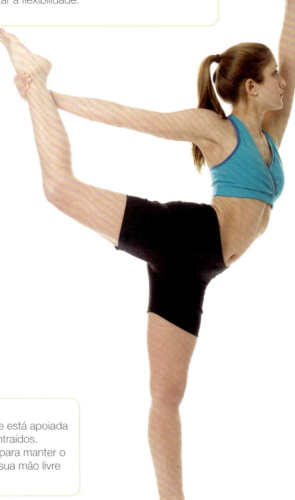

b

FAÇA CORRETAMENTE
- Mantenha reta a perna que está apoiada no solo e os músculos contraídos.
- Se você tiver dificuldades para manter o equilíbrio, pratique com a sua mão livre apoiada na parede.

POSTURA DO REI DOS DANÇARINOS

FOCO MUSCULAR

- Latíssimo do dorso
- Peitoral maior
- Peitoral menor
- Deltoide
- Iliopsoas
- Bíceps femoral
- Semitendíneo
- Quadrado do lombo
- Serrátil anterior

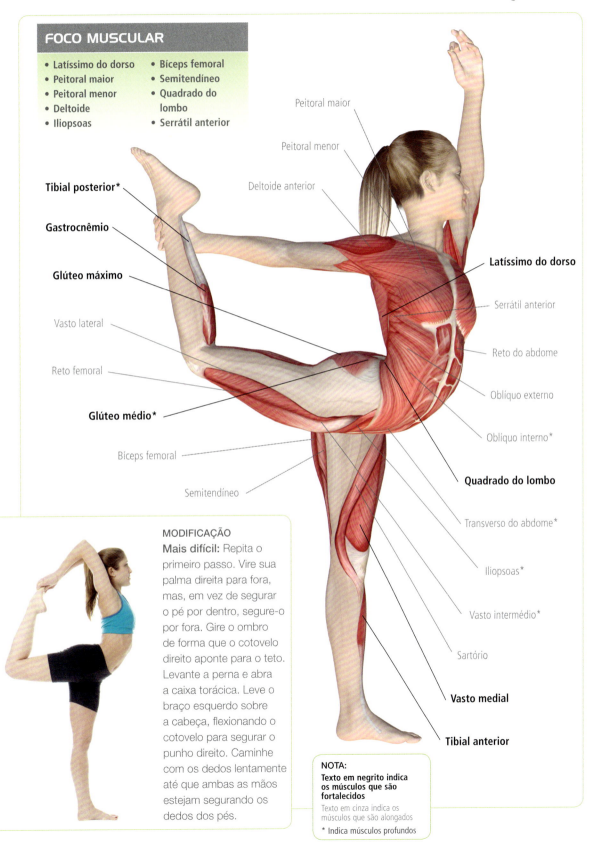

MODIFICAÇÃO

Mais difícil: Repita o primeiro passo. Vire sua palma direita para fora, mas, em vez de segurar o pé por dentro, segure-o por fora. Gire o ombro de forma que o cotovelo direito aponte para o teto. Levante a perna e abra a caixa torácica. Leve o braço esquerdo sobre a cabeça, flexionando o cotovelo para segurar o punho direito. Caminhe com os dedos lentamente até que ambas as mãos estejam segurando os dedos dos pés.

NOTA:

Texto em negrito indica os músculos que são fortalecidos

Texto em cinza indica os músculos que são alongados

* Indica músculos profundos

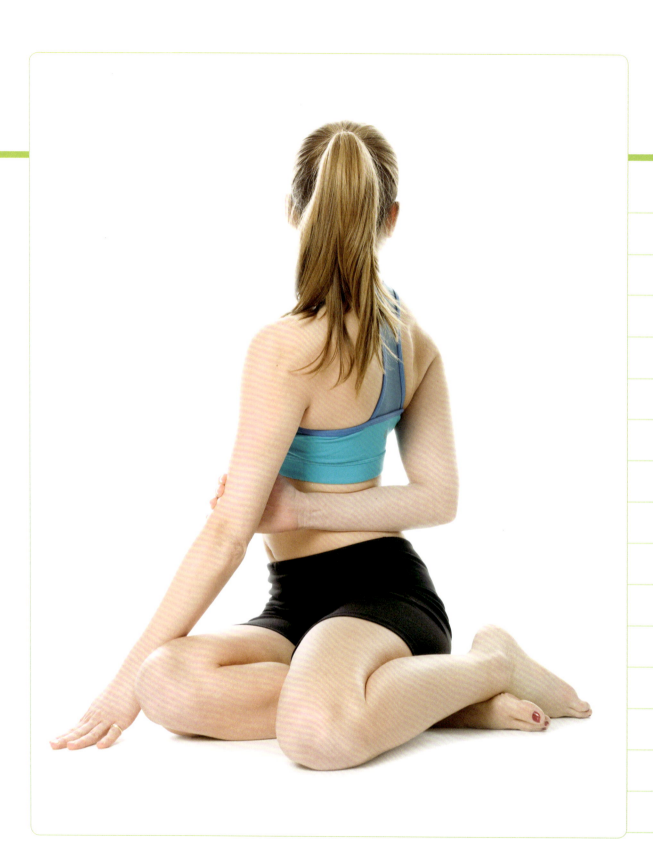

POSTURAS SENTADAS E TORÇÕES

As posturas sentadas e com torções são posturas de recuperação que contrabalançam os efeitos da má postura e da inércia da coluna. Manter o alinhamento adequado da coluna e firmar os ísquios no solo durante a realização das posturas sentadas resultará na extensão do quadril, virilha, pelve e região lombar. Estes asanas tendem a ser os mais estáveis, permitindo que você se concentre na respiração e postura.

Seus músculos contraem e alongam em lados opostos do corpo durante a realização das posturas com torções. Estes movimentos têm como alvo seus órgãos internos e o sistema circulatório, tendo um efeito purificador. Seus órgãos ficam comprimidos durante a realização da postura, porém se recuperam quando você sai dela e as toxinas são eliminadas. É fundamental alongar a coluna durante as torções, porque isto aumentará sua rotação.

POSTURA DO HERÓI
(VIRASANA)

POSTURAS SENTADAS E TORÇÕES

① Ajoelhe-se com as mãos e os joelhos no chão. Suas coxas devem ficar perpendiculares ao solo e os pés devem formar um ângulo ligeiramente mais aberto do que o quadril.

② Junte os joelhos, empurrando o dorso dos pés no solo. Expirando, incline o tronco um pouco para a frente e comece a sentar-se sobre o glúteo.

③ Sente-se no chão com o glúteo entre os calcanhares.

④ Levante o tórax e empurre os ombros para trás e para baixo, alongando o cóccix em direção ao solo para se sentar sobre os ísquios. Coloque as mãos sobre as coxas. Contraia os músculos abdominais em direção à coluna.

⑤ Permaneça nesta posição por 30 segundos a 1 minuto.

EVITE
- Tensionar os ombros em direção às orelhas.
- Virar as pontas dos pés para fora.
- Sentar-se sobre os calcanhares.

FAÇA CORRETAMENTE
- Se você sentir dor nos joelhos, sente-se sobre uma toalha dobrada para elevar o quadril. Aponte os dedões dos pés ligeiramente para dentro para que os dorsos dos pés fiquem estendidos no solo.

SIGNIFICADO EM SÂNSCRITO
- *Vira* = homem, herói, chefe

NÍVEL
- Iniciante

BENEFÍCIOS
- Relaxa coxas, joelhos e tornozelos
- Contrabalança as posturas que estendem o quadril, como a Postura de Lótus (Padmasana, ver p. 108-109)
- Acalma o cérebro para meditação
- Alivia a pressão arterial alta

FOCOS DE ATENÇÃO/CONTRAINDICAÇÕES
- Lesão no joelho
- Lesão no tornozelo

NOTA:
Texto em negrito indica os músculos que são fortalecidos
Texto em cinza indica os músculos que são alongados
* Indica músculos profundos

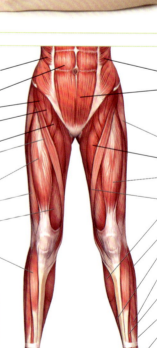

- **Oblíquo interno**
- **Reto do abdome**
- **Iliopsoas***
- **Ilíaco***
- **Pectíneo***
- Sartório
- Vasto intermédio*
- Vasto lateral
- Vasto medial
- Tibial anterior
- **Oblíquo externo**
- **Transverso do abdome***
- Tensor da fáscia lata
- **Adutor longo**
- Reto femoral
- Grácil*
- Sóleo
- Gastrocnêmio
- Flexor dos dedos
- Extensor dos dedos
- Extensor do hálux
- Fibular
- Adutor do hálux

FOCO MUSCULAR
- Reto femoral
- Vasto intermédio
- Tensor da fáscia lata
- Sartório
- Vasto medial
- Vasto lateral
- Tibial anterior
- Extensor do hálux
- Fibular

102

POSTURA RECLINADA DO HERÓI
(SUPTA VIRASANA)

① Inicie com a Postura do Herói (Virasana, ver p. 102). Sente-se confortavelmente com o glúteo no chão.

② Incline-se para trás devagar e expire, colocando as mãos no solo para trás para se apoiar. Abaixe-se até os cotovelos.

③ Recline totalmente até as costas encostarem no solo. Mova os braços para os lados, relaxando-os com as palmas voltadas para cima. Aperte os joelhos um contra o outro para que eles não se afastem além da largura do quadril e não deixe que eles se levantem do chão.

④ Permaneça nesta postura por 30 segundos a 1 minuto.

FOCO MUSCULAR
- Iliopsoas
- Pectíneo
- Sartório
- Bíceps femoral
- Vasto intermédio
- Vasto medial
- Tibial anterior
- Reto femoral

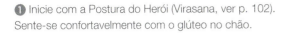

POSTURAS SENTADAS E TORÇÕES

FAÇA CORRETAMENTE
- Se você consegue sentar-se confortavelmente na Postura do Herói, mas não é capaz de se reclinar até o chão, coloque umas toalhas dobradas embaixo das costas e pescoço para se apoiar.

EVITE
- Abrir os joelhos além da largura do quadril.
- Empurrar o corpo para baixo – relaxe e respire durante a reclinação.

SIGNIFICADO EM SÂNSCRITO
- *Supta* = reclinação, deitar-se; *vira* = homem, herói, chefe

NÍVEL
- Intermediário

BENEFÍCIOS
- Relaxa coxas, joelhos, músculos flexores do quadril e tornozelos
- Estimula a digestão
- Alivia a artrite
- Alivia problemas respiratórios

FOCOS DE ATENÇÃO/ CONTRAINDICAÇÕES
- Lesão do joelho
- Lesão do tornozelo
- Problemas nas costas

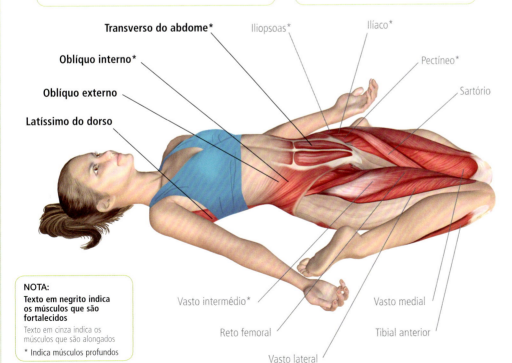

NOTA:
Texto em negrito indica os músculos que são fortalecidos
Texto em cinza indica os músculos que são alongados
* Indica músculos profundos

103

POSTURA EM ÂNGULO FECHADO
(BADDHA KONASANA)

POSTURAS SENTADAS E TORÇÕES

① Sente-se com as pernas estendidas à frente. Mantenha-se ereto, com os ombros relaxados.

② Leve os joelhos para a frente do tórax, com os pés apoiados no solo.

③ Expire e abra o quadril, levando as coxas para o solo. Use as mãos para juntar os pés e mantenha as laterais dos pés no solo.

④ Levante o tronco e se concentre em manter a coluna em posição neutra. Seu peso deve estar distribuído simetricamente entre os ísquios. Abra mais o quadril e deixe as coxas caírem para o chão.

⑤ Permaneça nesta posição por 1 a 5 minutos.

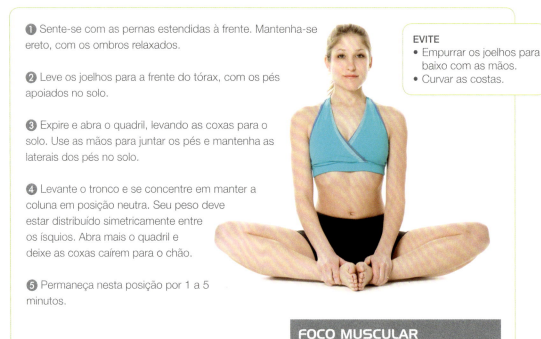

EVITE
- Empurrar os joelhos para baixo com as mãos.
- Curvar as costas.

SIGNIFICADO EM SÂNSCRITO
- *Baddha* = limite; *kona* = ângulo
- Também chamada Postura do Alfaiate

NÍVEL
- Iniciante

BENEFÍCIOS
- Alonga a região interna das coxas, virilha e joelhos
- Alivia o desconforto menstrual

FOCOS DE ATENÇÃO/ CONTRAINDICAÇÕES
- Lesão no joelho
- Lesão na virilha

FAÇA CORRETAMENTE
- Alongue-se pela coluna e mantenha o tórax e ombros abertos, formando uma linha reta dos ísquios até os ombros.
- Se a virilha e a região interna das coxas estiverem muito tensionadas, coloque uma toalha dobrada embaixo do glúteo para se elevar.
- Se você estiver se sentindo confortável na postura e quiser intensificar o alongamento, incline-se para a frente, iniciando pelo tórax.

FOCO MUSCULAR
- Iliopsoas
- Tensor da fáscia lata
- Adutor magno
- Adutor longo
- Ilíaco

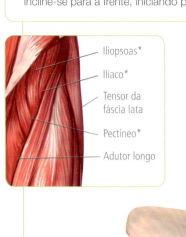

Iliopsoas*
Ilíaco*
Tensor da fáscia lata
Pectíneo*
Adutor longo

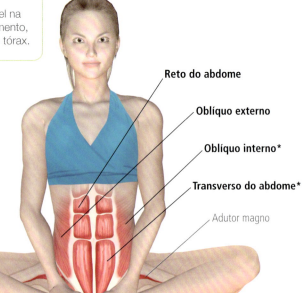

Reto do abdome
Oblíquo externo
Oblíquo interno*
Transverso do abdome*
Adutor magno

NOTA:
Texto em negrito indica os músculos que são fortalecidos

Texto em cinza indica os músculos que são alongados

* Indica músculos profundos

104

POSTURA DA LENHA
(AGNISTAMBHASANA)

❶ Inicie com a Postura Fácil (Sukhasana, ver p. 22) com o tronco reto.

❷ Coloque o tornozelo direito em cima do joelho esquerdo. O pé direito deve ficar para fora do joelho esquerdo.

❸ Deslize o tornozelo esquerdo por baixo do joelho direito, de forma que as canelas fiquem uma sobre a outra. Flexione ambos os pés.

❹ Alongue o tronco pela coluna para se sentar reto sobre os ísquios. Expire e deixe o quadril se abrir.

❺ Permaneça nesta posição por 1 a 3 minutos. Descruze as pernas e repita com a perna esquerda por cima.

EVITE
- Deixar os pés e tornozelos deslizarem para dentro.

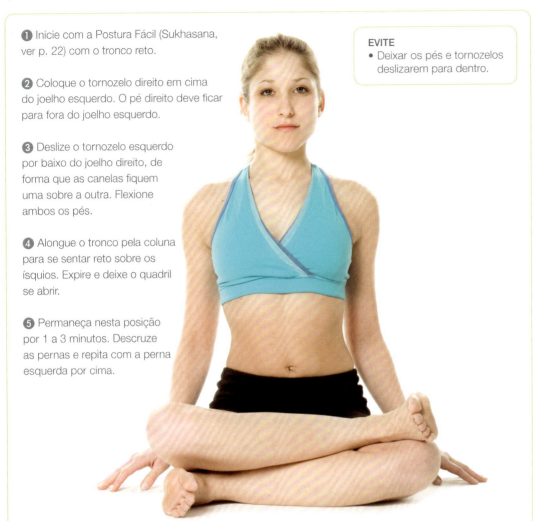

POSTURAS SENTADAS E TORÇÕES

SIGNIFICADO EM SÂNSCRITO
- *Agni* = fogo; *stambha* = pilar

NÍVEL
- Intermediário

BENEFÍCIOS
- Alonga quadril e virilha

FOCOS DE ATENÇÃO/ CONTRAINDICAÇÕES
- Lesão no joelho
- Lesão na virilha

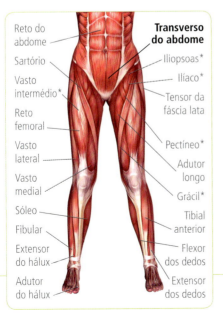

FOCO MUSCULAR
- Iliopsoas
- Ilíaco
- Adutor magno
- Adutor longo
- Tensor da fáscia lata
- Pectíneo
- Vasto lateral
- Ilíaco
- Vasto medial
- Grácil
- Sartório

FAÇA CORRETAMENTE
- Gire para fora a partir do quadril em vez dos joelhos.
- Se você sentir desconforto para colocar o tornozelo embaixo do joelho, mantenha o pé flexionado para trás do quadril e concentre-se na posição do tornozelo de cima.

105

POSTURA DA CARA DE VACA
(GOMUKHASANA)

POSTURAS SENTADAS E TORÇÕES

❶ Inicie com a Postura da Lenha (Agnistambhasana, ver p. 105), com a perna direita sobre a esquerda.

❷ Deslize o tornozelo esquerdo para a esquerda e o tornozelo direito para a direita de forma que os joelhos fiquem um em cima do outro. Mova os calcanhares em direção ao quadril, posicionando-os, aproximadamente, à mesma distância de cada lado do quadril.

❸ Estenda a coluna, sentando com o peso distribuído igualmente sobre os ísquios. Inspire e levante a mão direita para o lado, paralela ao solo.

❹ Flexione o cotovelo e gire o ombro para baixo de forma que a palma da mão fique voltada para trás. Levante a mão pelas costas, ainda com a palma para cima, e puxe o cotovelo para o lado direito. Continue a girar o ombro para baixo, à medida que você ergue a mão, até que o antebraço fique paralelo à coluna. A mão direita deve ficar entre as escápulas.

FAÇA CORRETAMENTE
- Deixe a gravidade abrir seu quadril.
- Certifique-se de que, independentemente da perna que estiver por cima, o cotovelo oposto estará apontado para o teto.
- Se você não conseguir prender uma mão na outra atrás das costas, tente usar uma faixa para ajudá-lo a aproximar as mãos.

SIGNIFICADO EM SÂNSCRITO
- *Go* = vaca; *mukha* = face, cara

NÍVEL
- Intermediário

BENEFÍCIOS
- Alonga quadril, coxas, ombros e tríceps

FOCO DE ATENÇÃO/ CONTRAINDICAÇÃO
- Lesão no ombro

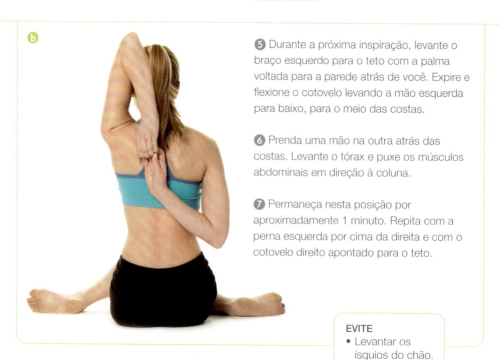

❺ Durante a próxima inspiração, levante o braço esquerdo para o teto com a palma voltada para a parede atrás de você. Expire e flexione o cotovelo levando a mão esquerda para baixo, para o meio das costas.

❻ Prenda uma mão na outra atrás das costas. Levante o tórax e puxe os músculos abdominais em direção à coluna.

❼ Permaneça nesta posição por aproximadamente 1 minuto. Repita com a perna esquerda por cima da direita e com o cotovelo direito apontado para o teto.

EVITE
- Levantar os ísquios do chão.

POSTURA DA CARA DE VACA

FOCO MUSCULAR
- Deltoide
- Redondo menor
- Romboide
- Subescapular
- Latíssimo do dorso
- Tríceps braquial

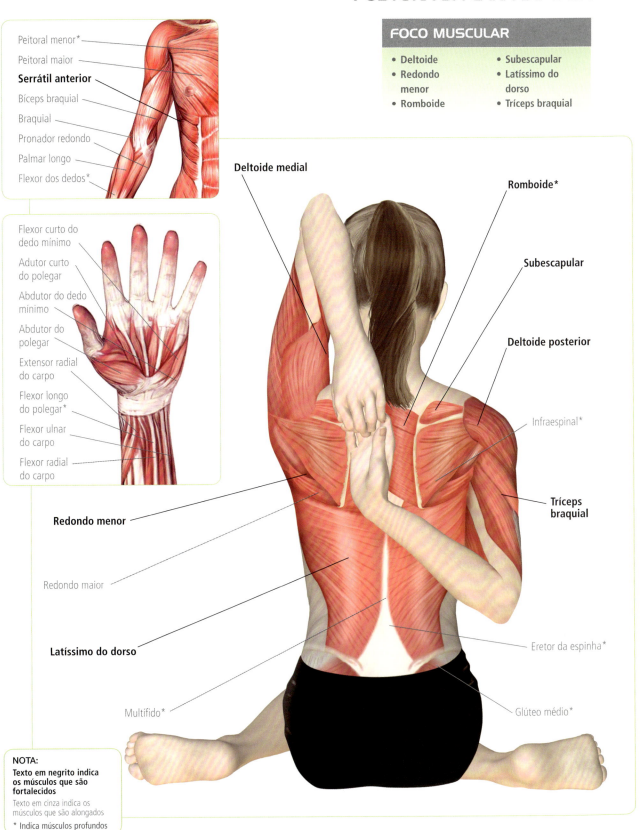

NOTA:
Texto em negrito indica os músculos que são fortalecidos
Texto em cinza indica os músculos que são alongados
* Indica músculos profundos

107

POSTURAS SENTADAS E TORÇÕES

MEIA POSTURA DE LÓTUS
(ARDHA PADMASANA)

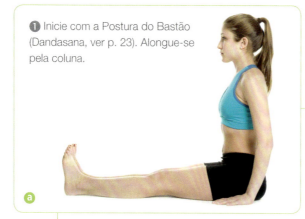

❶ Inicie com a Postura do Bastão (Dandasana, ver p. 23). Alongue-se pela coluna.

FOCO MUSCULAR
- Reto do abdome
- Transverso do abdome
- Tibial anterior
- Sartório
- Reto femoral

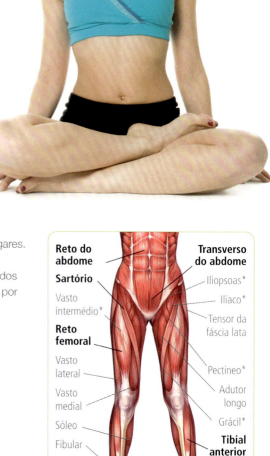

❷ Flexione o joelho direito e o abra para o lado. Deixe o quadril abrir e abaixe a coxa direita até o chão.

❸ Incline-se ligeiramente para a frente e segure a canela direita com as mãos. Coloque o pé direito em cima da coxa esquerda, com o calcanhar encostado na virilha. A rotação deve partir do quadril.

❹ Coloque, cuidadosamente, o pé esquerdo embaixo da coxa direita. Aproxime os joelhos. Mantendo os ísquios no solo, empurre o solo com a virilha.

❺ Alongue a coluna para cima e coloque os dorsos das mãos nos joelhos, formando um "O" com os dedos indicadores e polegares.

❻ Permaneça nesta posição por 5 segundos a 1 minuto. Repita com a perna esquerda por cima.

SIGNIFICADO EM SÂNSCRITO
- *Ardha* = metade; *padma* = lótus

NÍVEL
- Intermediário

BENEFÍCIOS
- Alonga quadril, coxas, joelhos e tornozelos
- Trabalha os músculos abdominais para estimular a digestão

FOCO DE ATENÇÃO/ CONTRAINDICAÇÃO
- Lesão no joelho

FAÇA CORRETAMENTE
- Permaneça nesta posição pelo mesmo período de tempo em ambos os lados.

EVITE
- Hiperestender a região lateral do tornozelo

108

POSTURA DE LÓTUS
(PADMASANA)

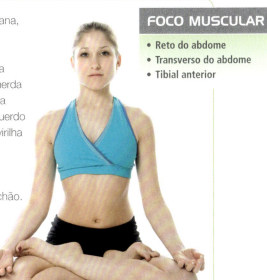

FOCO MUSCULAR
- Reto do abdome
- Transverso do abdome
- Tibial anterior

❶ Inicie com a Meia Postura de Lótus (Ardha Padmasana, ver p. 108), com a perna direita em cima da esquerda.

❷ Retire a perna esquerda debaixo do quadril direito e a estenda. Com o joelho flexionado, segure a canela esquerda com as mãos. Incline-se um pouco para trás para levar a canela esquerda em cima da direita e coloque o pé esquerdo sobre a coxa direita. Encoste o calcanhar esquerdo na virilha direita.

❸ Empurre o chão com a virilha e abra o quadril para pressionar as coxas no solo. Mantenha os ísquios no chão.

❹ Estenda a coluna e coloque os dorsos das mãos sobre os joelhos, formando um "O" com os dedos indicadores e polegares.

❺ Permaneça nesta posição por 5 segundos a 1 minuto. Repita com a perna direita por cima.

POSTURAS SENTADAS E TORÇÕES

FAÇA CORRETAMENTE
- Se você não conseguir manter a coluna em posição neutra, reta, coloque uma toalha dobrada embaixo do quadril para elevá-lo acima dos joelhos.

EVITE
- Forçar os joelhos. Se você se sentir desconfortável nesta posição, pratique a Meia Postura de Lótus (Ardha Padmasana, ver p. 108) ou a Postura em Ângulo Fechado (Baddha Konasana, ver p. 104) até que seu quadril esteja flexível o suficiente para realizar a Postura de Lótus.

SIGNIFICADO EM SÂNSCRITO
- *Padma* = lótus

NÍVEL
- Avançado

BENEFÍCIOS
- Alonga quadril, coxas, joelhos e tornozelos
- Estimula a digestão
- Acalma o cérebro para meditação

FOCOS DE ATENÇÃO/ CONTRAINDICAÇÕES
- Lesão no joelho
- Lesão no quadril
- Lesão no tornozelo

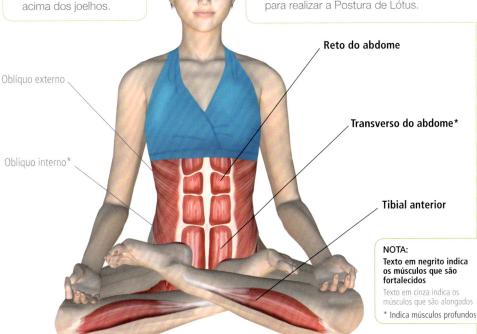

- Oblíquo externo
- Oblíquo interno*
- **Reto do abdome**
- **Transverso do abdome***
- **Tibial anterior**

NOTA:
Texto em negrito indica os músculos que são fortalecidos

Texto em cinza indica os músculos que são alongados

* Indica músculos profundos

POSTURAS SENTADAS E TORÇÕES

POSTURA DO BARCO
(PARIPURNA NAVASANA)

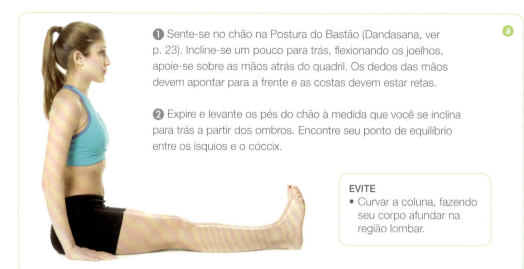

a

❶ Sente-se no chão na Postura do Bastão (Dandasana, ver p. 23). Incline-se um pouco para trás, flexionando os joelhos, apoie-se sobre as mãos atrás do quadril. Os dedos das mãos devem apontar para a frente e as costas devem estar retas.

❷ Expire e levante os pés do chão à medida que você se inclina para trás a partir dos ombros. Encontre seu ponto de equilíbrio entre os ísquios e o cóccix.

EVITE
- Curvar a coluna, fazendo seu corpo afundar na região lombar.

❸ Estenda as pernas devagar à sua frente, formando um ângulo de 45 graus com o tronco. Estenda os dedos dos pés. Levante os braços ao lado do corpo, paralelos ao chão.

❹ Posicione os músculos abdominais em direção à coluna, utilizando-os para manter o equilíbrio. Estenda os braços para a frente pelas pontas dos dedos, e alongue a região posterior do pescoço.

❺ Permaneça nesta posição por 10 a 20 segundos.

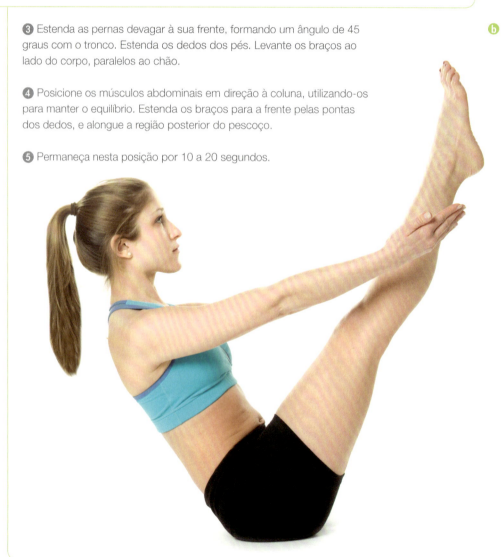

b

SIGNIFICADO EM SÂNSCRITO
- *Paripurna* = inteiro, completo; *nava* = barco

NÍVEL
- Intermediário

BENEFÍCIOS
- Fortalece os músculos abdominais, os flexores do quadril, coluna e coxas
- Alonga os músculos posteriores da coxa
- Estimula a digestão
- Alivia problemas da tireoide

FOCOS DE ATENÇÃO/ CONTRAINDICAÇÕES
- Lesão no pescoço
- Dor de cabeça
- Dor lombar

POSTURA DO BARCO

FOCO MUSCULAR
- Reto do abdome
- Oblíquo interno
- Oblíquo externo
- Iliopsoas
- Transverso do abdome
- Vasto intermédio
- Reto femoral
- Ilíaco
- Eretor da espinha

FAÇA CORRETAMENTE
- Mantenha o pescoço alongado e relaxado, minimizando a tensão na região superior da coluna.
- Se você não conseguir estender as pernas, equilibre-se com os joelhos flexionados.

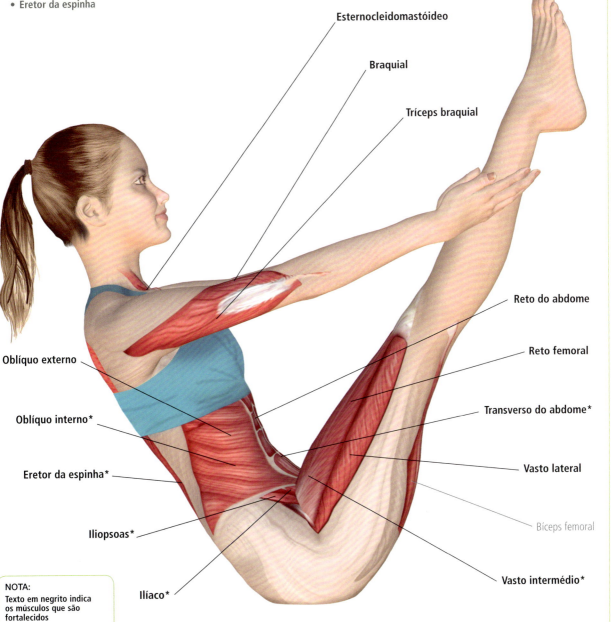

NOTA:
Texto em negrito indica os músculos que são fortalecidos
Texto em cinza indica os músculos que são alongados
* Indica músculos profundos

POSTURA DO MACACO
(HANUMANASANA)

POSTURAS SENTADAS E TORÇÕES

❶ Ajoelhe-se no chão com o quadril aberto e as costas retas.

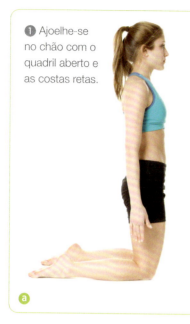

❷ Coloque o pé esquerdo no chão à sua frente para realizar a Postura Crescente. Os ossos do quadril devem estar alinhados e voltados para a frente.

❸ Incline-se devagar para a frente para se equilibrar sobre as pontas dos dedos. Estenda lentamente a perna direita para trás, estendendo, ao mesmo tempo, a perna esquerda para a frente.

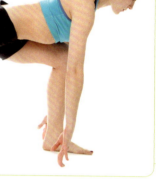

SIGNIFICADO EM SÂNSCRITO
- *Hanuman* = possuir mandíbulas grandes; o nome de uma divindade hindu que aparece como o chefe dos macacos.

NÍVEL
- Avançado

BENEFÍCIOS
- Alonga os músculos posteriores da coxa e virilha

FOCO DE ATENÇÃO/ CONTRAINDICAÇÃO
- Lesão na virilha ou nos músculos posteriores da coxa.

❹ Quando você tiver descido completamente até o chão, deixe as pernas totalmente retas e os dedos dos pés estendidos. O joelho direito deve ficar virado para o solo e o esquerdo deve ficar virado para o teto. Os ossos do quadril devem estar paralelos e virados para a frente.

❺ Eleve o tórax e levante os braços para o teto. Com os ombros abertos, arqueie levemente as costas.

❻ Permaneça nesta posição por 30 segundos a 1 minuto. Repita com a perna direita para a frente.

FAÇA CORRETAMENTE
- Pratique a Postura do Macaco em uma superfície lisa sobre a qual você poderá deslizar mais facilmente para realizar a postura.
- À medida que o corpo desce, empurre o chão com o calcanhar da frente e com o dorso do pé de trás.

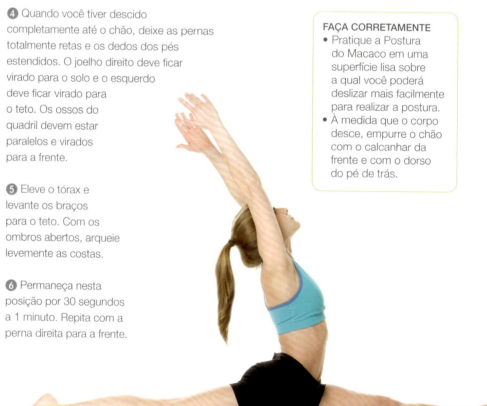

112

POSTURA DO MACACO

EVITE
- Forçar muito a postura – só estenda até o ponto em que os músculos posteriores das coxas permitirem.
- Virar o quadril para os lados

FOCO MUSCULAR

- Iliopsoas
- Ilíaco
- Pectíneo
- Adutor longo
- Sartório
- Vasto intermédio
- Reto femoral
- Bíceps femoral
- Semimembranáceo
- Semitendíneo

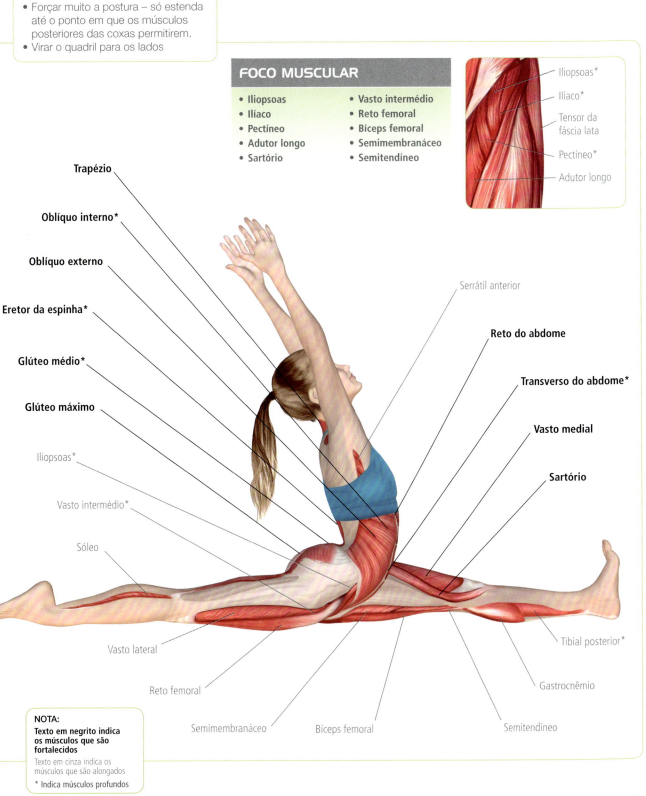

NOTA:
Texto em negrito indica os músculos que são fortalecidos
Texto em cinza indica os músculos que são alongados
* Indica músculos profundos

113

POSTURA DO SÁBIO BHARADVAJASANA I (BHARADVAJASANA I)

POSTURAS SENTADAS E TORÇÕES

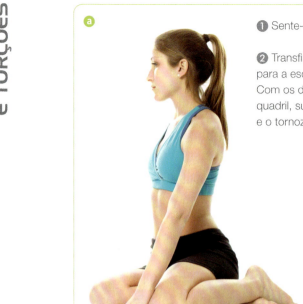

① Sente-se no chão na Postura do Bastão (Dandasana, ver p. 23).

② Transfira seu peso para o glúteo direito e flexione os joelhos para a esquerda, deixando a coxa direita encostar no solo. Com os dedos dos pés apontados para o lado esquerdo do quadril, sua coxa esquerda deve ficar em cima da canela direita e o tornozelo esquerdo deve ficar sobre o pé direito.

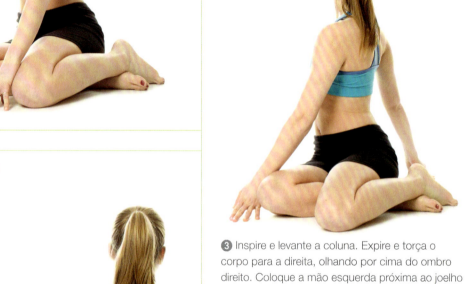

③ Inspire e levante a coluna. Expire e torça o corpo para a direita, olhando por cima do ombro direito. Coloque a mão esquerda próxima ao joelho direito e a mão direita no solo, junto ao lado direito do quadril.

④ A cada expiração, intensifique a torção, mantendo o tronco ereto e os ombros para trás. Se possível, flexione o cotovelo direito por trás das costas. Prenda a mão direita abaixo da dobra do cotovelo esquerdo.

⑤ Permaneça nesta posição por 30 segundos a 1 minuto. Repita para o outro lado.

SIGNIFICADO EM SÂNSCRITO
- *Bharadvaja* = nome de um grande sábio hindu

NÍVEL
- Iniciante

BENEFÍCIOS
- Alonga a coluna, ombros e quadril
- Estimula a digestão
- Alivia o estresse

FOCOS DE ATENÇÃO/ CONTRAINDICAÇÕES
- Pressão arterial alta ou baixa
- Diarreia

POSTURA DO SÁBIO BHARADVAJASANA I

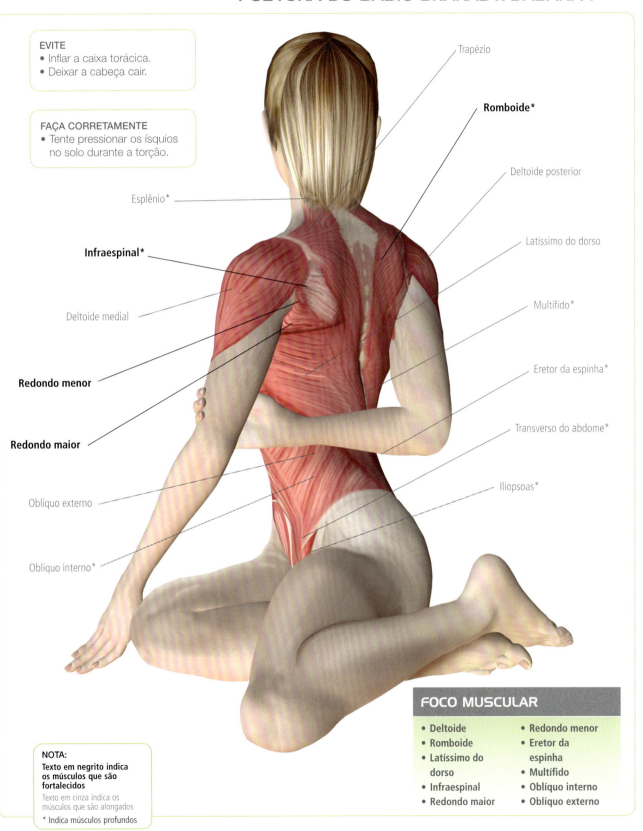

EVITE
- Inflar a caixa torácica.
- Deixar a cabeça cair.

FAÇA CORRETAMENTE
- Tente pressionar os ísquios no solo durante a torção.

Esplênio*

Infraespinal*

Deltoide medial

Redondo menor

Redondo maior

Oblíquo externo

Oblíquo interno*

Trapézio

Romboide*

Deltoide posterior

Latíssimo do dorso

Multífido*

Eretor da espinha*

Transverso do abdome*

Iliopsoas*

NOTA:
Texto em negrito indica os músculos que são fortalecidos
Texto em cinza indica os músculos que são alongados
* Indica músculos profundos

FOCO MUSCULAR
- Deltoide
- Romboide
- Latíssimo do dorso
- Infraespinal
- Redondo maior
- Redondo menor
- Eretor da espinha
- Multífido
- Oblíquo interno
- Oblíquo externo

115

TORÇÃO RECLINADA

POSTURAS SENTADAS E TORÇÕES

① Deite-se no chão na Postura do Cadáver (Savasana, ver p. 29). Flexione os joelhos com os pés apoiados no solo. Abra os braços em cruz com as palmas voltadas para cima.

② Inspire e alongue a coluna a partir do quadril até o topo do pescoço. Levante ligeiramente o quadril e o posicione no chão, mais perto dos calcanhares, para alongar e relaxar ainda mais a coluna.

③ Levante os pés do chão, mantendo os joelhos dobrados.

SIGNIFICADO EM SÂNSCRITO
- Não há acordo sobre o nome em sânscrito para esta postura.

NÍVEL
- Iniciante

BENEFÍCIOS
- Libera a tensão da coluna
- Relaxa o quadril
- Tonifica os músculos abdominais

FOCO DE ATENÇÃO/ CONTRAINDICAÇÃO
- Problemas no ombro

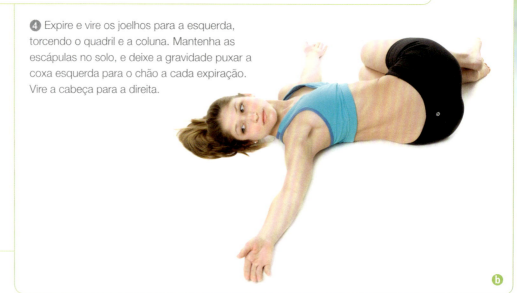

④ Expire e vire os joelhos para a esquerda, torcendo o quadril e a coluna. Mantenha as escápulas no solo, e deixe a gravidade puxar a coxa esquerda para o chão a cada expiração. Vire a cabeça para a direita.

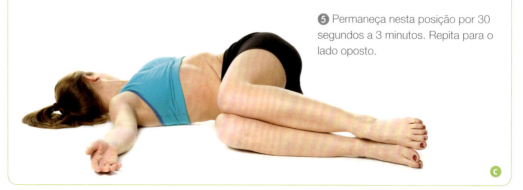

⑤ Permaneça nesta posição por 30 segundos a 3 minutos. Repita para o lado oposto.

TORÇÃO RECLINADA

FAÇA CORRETAMENTE
- Mantenha o tórax aberto.
- Se você não conseguir levar os joelhos até o chão, coloque uma toalha dobrada embaixo deles.
- Experimente virar a cabeça para ambos os lados, isto alterará a sensação de alongamento.
- Relaxe – não force – durante o alongamento.

EVITE
- Tensionar os ombros para cima
- Deixar as escápulas se levantarem do solo. Se o ombro subir, flexione o braço do ombro levantado e coloque a mão embaixo das costelas para se apoiar.

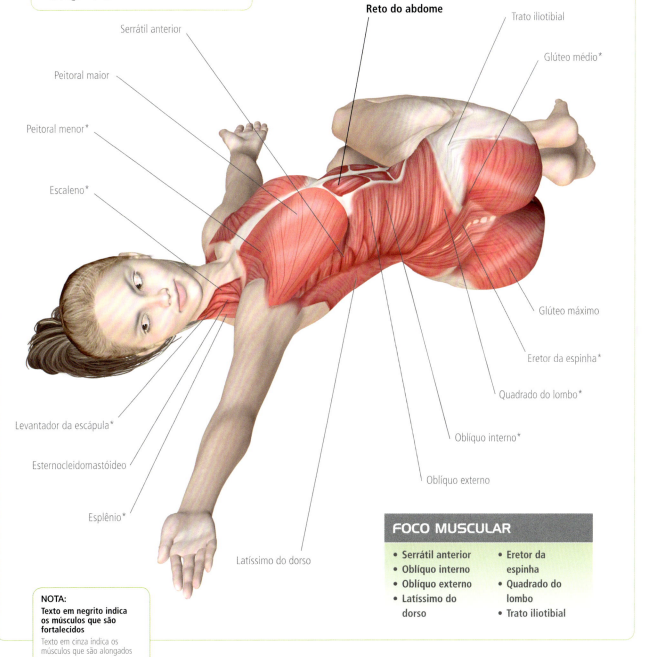

FOCO MUSCULAR
- Serrátil anterior
- Oblíquo interno
- Oblíquo externo
- Latíssimo do dorso
- Eretor da espinha
- Quadrado do lombo
- Trato iliotibial

NOTA:
Texto em negrito indica os músculos que são fortalecidos
Texto em cinza indica os músculos que são alongados
* Indica músculos profundos

117

POSTURA TORCIDA DA CABEÇA EM DIREÇÃO AO JOELHO (PARIVRTTA JANU SIRSASANA)

POSTURAS SENTADAS E TORÇÕES

❶ Inicie com a Postura do Bastão (Dandasana, ver p. 23). Afaste bem as pernas. Flexione o joelho esquerdo e leve o calcanhar em direção à virilha, colocando a planta do pé na parte interna da coxa direita. Abaixe o joelho esquerdo até o solo. Mantenha os ísquios firmes no chão.

FAÇA CORRETAMENTE
- Alongue a região posterior do pescoço.
- Abra o tórax e estenda o arco pela coluna.

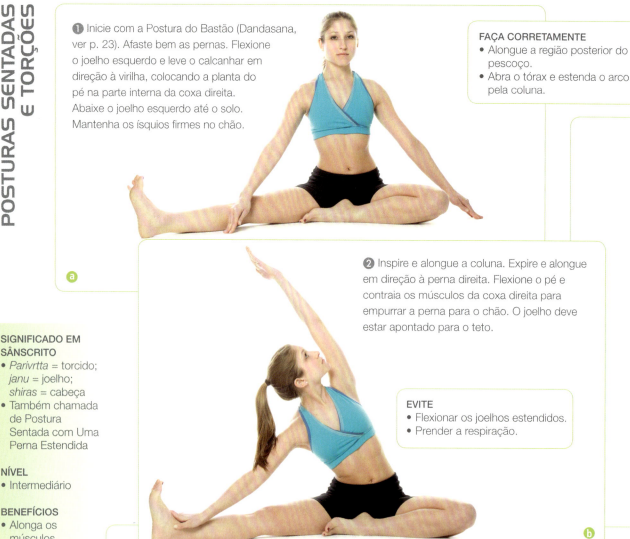

❷ Inspire e alongue a coluna. Expire e alongue em direção à perna direita. Flexione o pé e contraia os músculos da coxa direita para empurrar a perna para o chão. O joelho deve estar apontado para o teto.

EVITE
- Flexionar os joelhos estendidos.
- Prender a respiração.

SIGNIFICADO EM SÂNSCRITO
- *Parivrtta* = torcido; *janu* = joelho; *shiras* = cabeça
- Também chamada de Postura Sentada com Uma Perna Estendida

NÍVEL
- Intermediário

BENEFÍCIOS
- Alonga os músculos posteriores da coxa, virilha, ombros e coluna
- Estimula a digestão

FOCOS DE ATENÇÃO/CONTRAINDICAÇÕES
- Lesão no joelho
- Lesão no ombro

❸ Devagar, leve o ombro direito para a parte interna da coxa direita e segure a ponta do pé com a mão direita. Mantendo o joelho estendido, abaixe o cotovelo até o chão. Gire o tronco em direção ao teto.

❹ Inspire e estenda o braço por cima da cabeça para segurar o pé direito. Expire e pressione o ombro esquerdo para trás para acentuar a rotação do tronco. Intensifique o alongamento a cada expiração. Olhe para o teto.

❺ Permaneça nesta posição por 30 segundos a 1 minuto. Repita com a perna esquerda estendida e a direita flexionada.

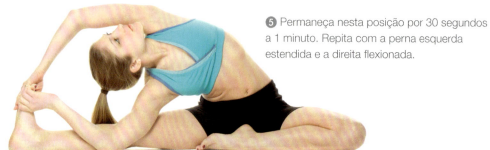

POSTURA TORCIDA DA CABEÇA EM DIREÇÃO AO JOELHO

FOCO MUSCULAR

- Glúteo médio
- Oblíquo interno
- Adutor longo
- Adutor magno
- Tibial anterior
- Grácil
- Romboide
- Trapézio
- Latíssimo do dorso
- Eretor da espinha
- Infraespinal
- Sóleo
- Gastrocnêmio
- Semimembranáceo
- Semitendíneo
- Bíceps femoral

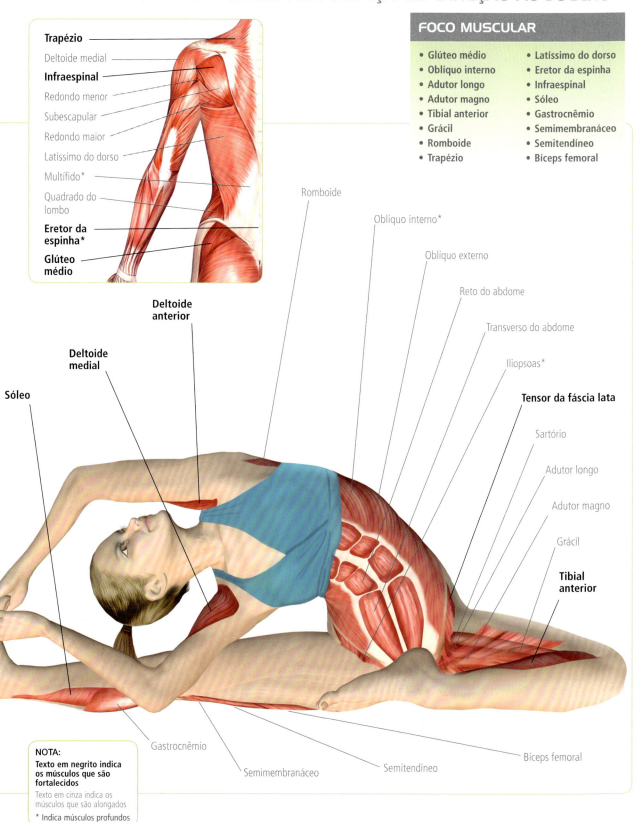

NOTA:
Texto em negrito indica os músculos que são fortalecidos
Texto em cinza indica os músculos que são alongados
* Indica músculos profundos

POSTURA DE MARICHI
(MARICHYASANA)

POSTURAS SENTADAS E TORÇÕES

❶ Sente-se na Postura do Bastão (Dandasana, ver p. 23). Flexione o joelho direito, puxando o calcanhar em direção à virilha. Mantenha a perna esquerda estendida, com o joelho apontado para o teto e concentre-se em manter a perna firme no solo. Coloque as mãos no chão ao lado do corpo.

❷ Inspire empurrando o chão com o pé direito e com a perna esquerda e alongue a coluna e o tórax para cima. Mantenha os ísquios no chão e relaxe os ombros.

❸ Expire e inicie a torção em direção ao joelho direito. Coloque a mão esquerda na parte de fora da coxa direita, puxando o joelho para dentro em direção ao abdome. Pressione as pontas dos dedos da mão direita no chão, atrás do quadril. Vire a cabeça para a direita.

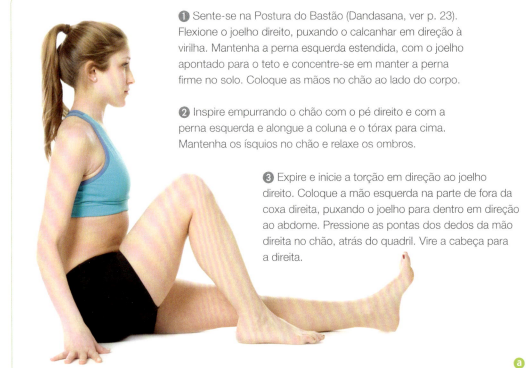

(a)

SIGNIFICADO EM SÂNSCRITO
- *Marichy* = raio de luz; nome do profeta hindu que instituiu a lei divina do universo ou dharma
- Também conhecida como a Postura do Sábio

NÍVEL
- Iniciante

BENEFÍCIOS
- Estimula a digestão
- Fortalece e alonga a coluna
- Remove as toxinas dos órgãos internos

FOCOS DE ATENÇÃO/ CONTRAINDICAÇÕES
- Pressão arterial alta
- Lesão nas costas

❹ Acentue a torção a cada expiração. Se possível, coloque o cotovelo esquerdo por fora do joelho direito. Incline-se levemente para trás a partir do tórax. Isto o ajudará a torcer toda a coluna.

❺ Permaneça nesta posição por 30 segundos a 1 minuto. Desfaça devagar a torção durante a expiração e repita a posição com a perna esquerda dobrada e o cotovelo direito sobre o joelho esquerdo.

EVITE
- Tensionar os ombros para cima.
- Curvar a coluna.
- Forçar a torção – realize o movimento de rotação com calma, mantendo a postura correta.

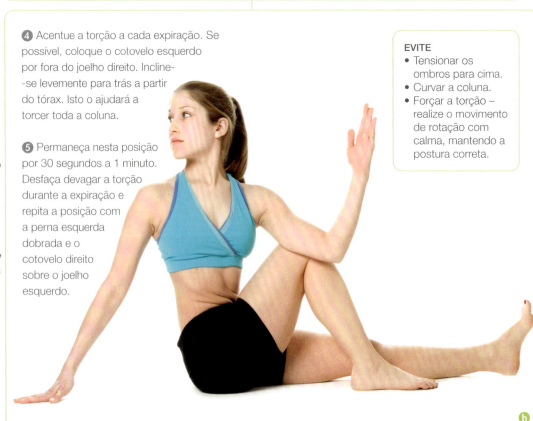

(b)

POSTURA DE MARICHI

FOCO MUSCULAR

- Latíssimo do dorso
- Multífido
- Quadrado do lombo
- Eretor da espinha
- Oblíquo interno
- Oblíquo externo
- Romboide

FAÇA CORRETAMENTE
- Mantenha os ísquios no chão
- Realize o movimento de torção de baixo para cima – torça a parte inferior da coluna, subindo pelo tronco até o tórax.

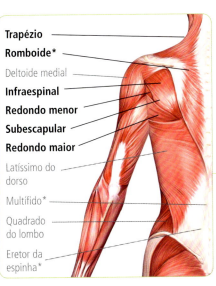

- **Trapézio**
- **Romboide***
- Deltoide medial
- **Infraespinal**
- **Redondo menor**
- **Subescapular**
- **Redondo maior**
- Latíssimo do dorso
- Multífido*
- Quadrado do lombo
- Eretor da espinha*

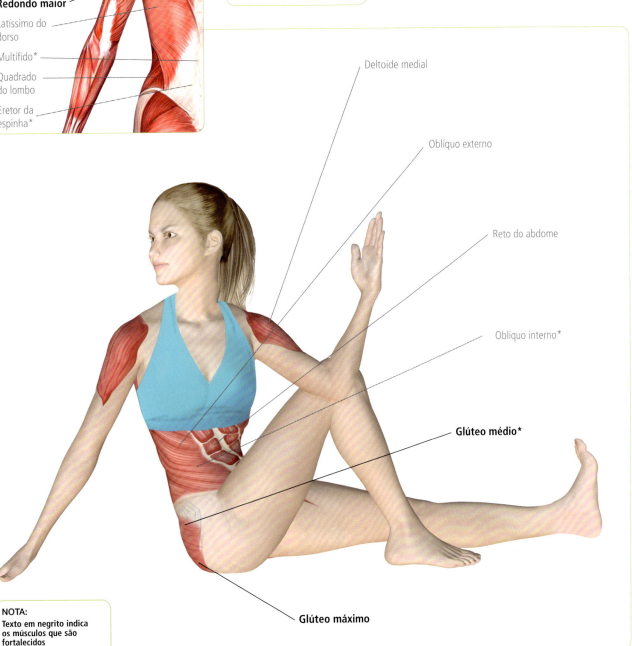

- Deltoide medial
- Oblíquo externo
- Reto do abdome
- Oblíquo interno*
- **Glúteo médio***
- Glúteo máximo

NOTA:
Texto em negrito indica os músculos que são fortalecidos
Texto em cinza indica os músculos que são alongados
* Indica músculos profundos

POSTURAS SENTADAS E TORÇÕES

MEIA POSTURA DO SENHOR DOS PEIXES (ARDHA MATSYENDRASANA)

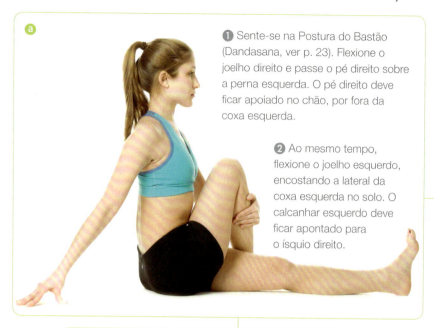

a

❶ Sente-se na Postura do Bastão (Dandasana, ver p. 23). Flexione o joelho direito e passe o pé direito sobre a perna esquerda. O pé direito deve ficar apoiado no chão, por fora da coxa esquerda.

❷ Ao mesmo tempo, flexione o joelho esquerdo, encostando a lateral da coxa esquerda no solo. O calcanhar esquerdo deve ficar apontado para o ísquio direito.

EVITE
- Tensionar os ombros para cima.
- Curvar a coluna.
- Tirar o pé da perna elevada do chão.

FAÇA CORRETAMENTE
- Tente puxar a coxa da perna elevada e o tronco o mais próximo possível, sem deixar a coluna cair.
- Empurre o ombro de trás em direção à parede enquanto você realiza o movimento de torção de toda a coluna.

SIGNIFICADO EM SÂNSCRITO
- *Ardha* = metade; *matsya* = peixe; *indra* = senhor

NÍVEL
- Intermediário

BENEFÍCIOS
- Estimula a digestão
- Alonga quadril, coluna e ombros
- Alivia dores nas costas e o desconforto menstrual

FOCO DE ATENÇÃO/ CONTRAINDICAÇÃO
- Lesão nas costas

❸ Inspire e alongue a coluna e o tórax para cima, mantendo os ombros relaxados. Expire e inicie o movimento de torção para a direita. Coloque o cotovelo esquerdo por fora do joelho direito, pressionando a mão direita no chão, atrás do quadril. Vire a cabeça para a direita.

❹ Acentue a torção a cada expiração. Incline-se levemente para trás a partir do tórax. Com o braço esquerdo, puxe a coxa direita em direção ao abdome. Continue a estender a coluna de baixo para cima, empurrando o cóccix para o chão. Utilize a mão direita para acentuar a rotação.

❺ Permaneça nesta posição por 30 segundos a 1 minuto. Expirando, desfaça a torção e a repita com a perna esquerda sobre a coxa direita.

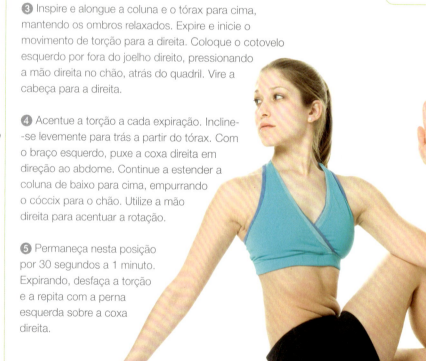

b

122

MEIA POSTURA DO SENHOR DOS PEIXES

MODIFICAÇÃO

Mais fácil: uma variação mais fácil desta postura é obtida mantendo-se a perna de baixo estendida. Se você tiver dificuldades em manter ambos os ísquios no solo, quando levar o calcanhar da perna que está no chão em direção ao ísquio, mantenha a perna estendida à sua frente. Mantenha os ísquios no chão e alongue a coluna antes de torcer o tronco.

FOCO MUSCULAR

- Romboide
- Esternocleidomastóideo
- Latíssimo do dorso
- Eretor da espinha
- Quadrado do lombo
- Iliopsoas
- Adutor longo
- Oblíquo interno
- Oblíquo externo

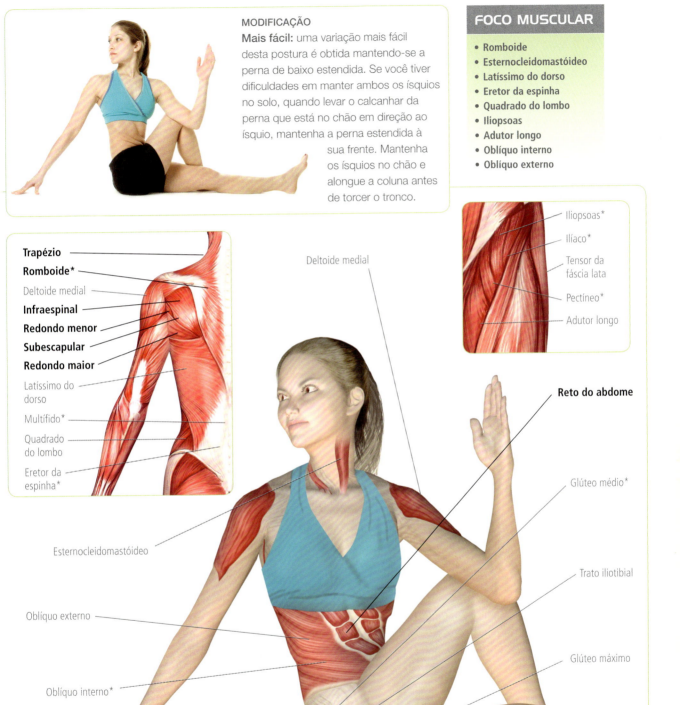

NOTA:
Texto em negrito indica os músculos que são fortalecidos
Texto em cinza indica os músculos que são alongados
* Indica músculos profundos

123

POSTURA TORCIDA DA CADEIRA
(PARIVRTTA UTKATASANA)

POSTURAS SENTADAS E TORÇÕES

❶ Inicie com a Postura da Montanha (Tadasana, ver p. 32) e, em seguida, agache na Postura da Cadeira (Utkatasana, ver p. 37), com os braços estendidos para o teto. Incline-se levemente para trás, apoiando seu peso sobre os calcanhares.

FOCO MUSCULAR
- Reto do abdome
- Oblíquo interno
- Transverso do abdome
- Bíceps femoral
- Reto femoral
- Oblíquo externo
- Glúteo médio
- Glúteo máximo

❷ Apertando uma perna na outra, inspire e puxe as mãos para o tórax. Pressione uma palma na outra em posição de prece.

❸ Expire e realize o movimento de torção para a direita, alongando a coluna enquanto você permanece agachado. Gire pela coluna, tronco e ombros e coloque o cotovelo esquerdo por fora da coxa direita. Olhe para o teto.

❹ Acentue a torção a cada expiração, utilizando o cotovelo esquerdo para guiar a rotação.

SIGNIFICADO EM SÂNSCRITO
- *Parivrtta* = torção; *utkatasana* = cadeira

NÍVEL
- Iniciante

BENEFÍCIOS
- Estimula a digestão
- Alonga a coluna
- Fortalece coxas, glúteos e músculos abdominais

FOCO DE ATENÇÃO/ CONTRAINDICAÇÃO
- Lesão nas costas

❺ Permaneça nesta posição por 10 a 30 segundos. Inspire à medida que você desfaz a rotação e retorna para a Postura da Montanha, antes de realizar a torção para o outro lado.

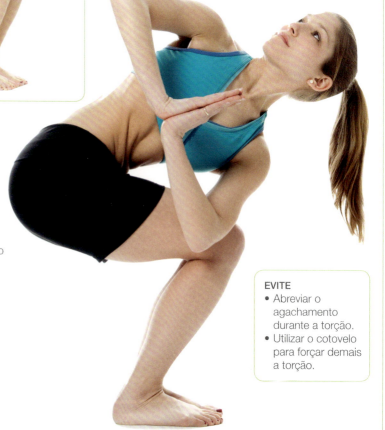

EVITE
- Abreviar o agachamento durante a torção.
- Utilizar o cotovelo para forçar demais a torção.

POSTURA TORCIDA DA CADEIRA

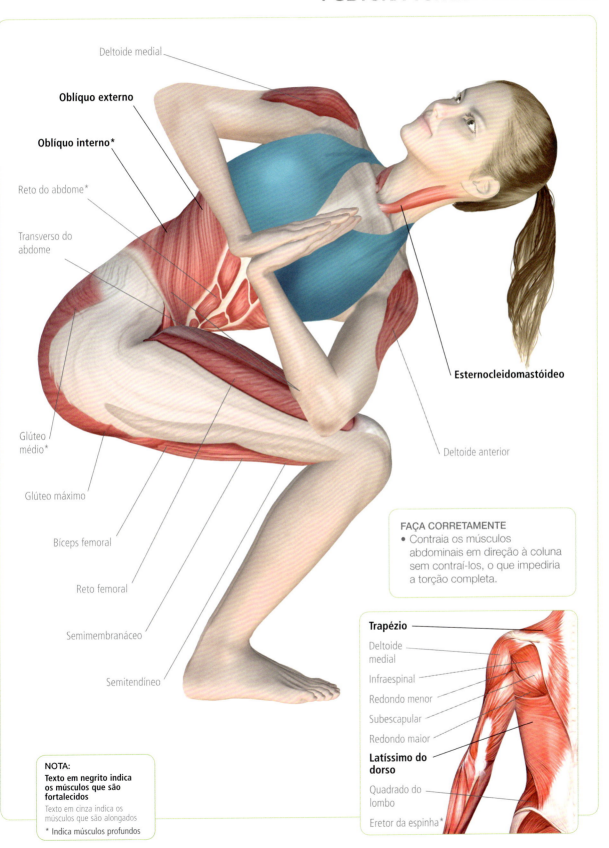

- Deltoide medial
- **Oblíquo externo**
- **Oblíquo interno***
- Reto do abdome*
- Transverso do abdome
- Glúteo médio*
- Glúteo máximo
- Bíceps femoral
- Reto femoral
- Semimembranáceo
- Semitendíneo
- **Esternocleidomastóideo**
- Deltoide anterior

FAÇA CORRETAMENTE
- Contraia os músculos abdominais em direção à coluna sem contraí-los, o que impediria a torção completa.

- **Trapézio**
- Deltoide medial
- Infraespinal
- Redondo menor
- Subescapular
- Redondo maior
- **Latíssimo do dorso**
- Quadrado do lombo
- Eretor da espinha*

NOTA:
Texto em negrito indica os músculos que são fortalecidos
Texto em cinza indica os músculos que são alongados
* Indica músculos profundos

125

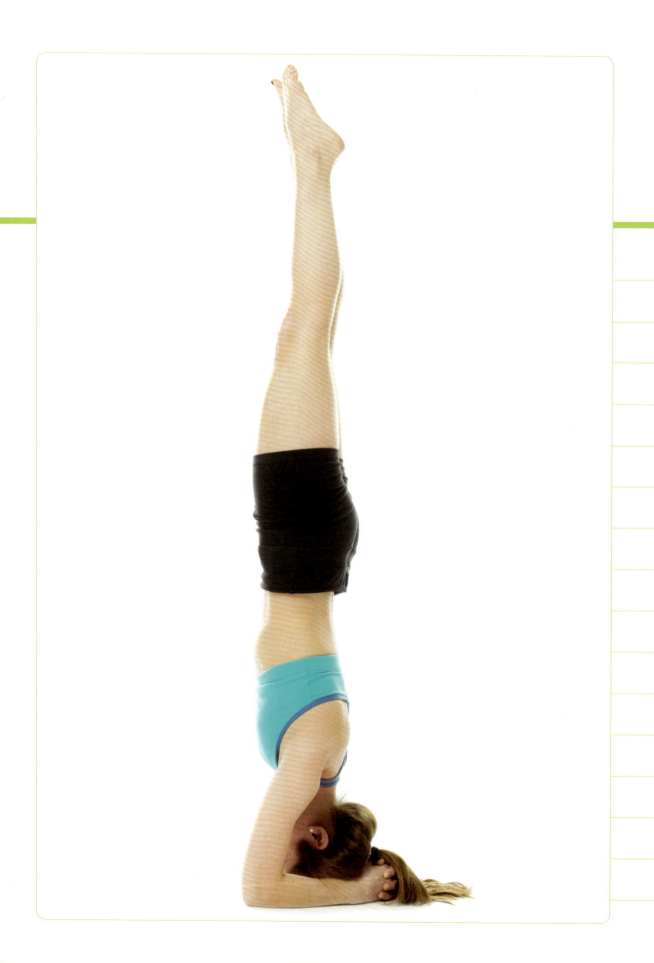

POSTURAS DE SUSTENTAÇÃO COM OS BRAÇOS E INVERSÕES

À medida que envelhecemos, nossos ossos enfraquecem e perdemos força na parte superior do corpo, o que aumenta o risco de lesões e torna a realização das tarefas diárias mais difícil. As posturas de sustentação com os braços ajudam a reverter o enfraquecimento dos ossos e músculos. Estas posturas fortalecem seus braços, ombros e tórax e ajudam a evitar a osteoporose. Você fortalecerá os músculos abdominais à medida que utilizá-los para equilibrar e sustentar seu corpo. As posturas de sustentação com os braços necessitam de certo grau de flexibilidade, especialmente da coluna e do quadril. Liberte-se de toda tensão desnecessária – o medo de cair é normal. Vença o medo desenvolvendo a força da parte superior do seu corpo com uma prática diligente.

Com as inversões, sua cabeça move-se para baixo do coração, revertendo os efeitos que a gravidade exerce sobre o corpo. As inversões beneficiam os sistemas cardiovascular, linfático, nervoso e endócrino, aumentando a circulação sanguínea e desenvolvendo um tecido pulmonar mais saudável. Ao iniciar as inversões, segure as posturas por períodos curtos e seja cuidadoso com seu pescoço.

POSTURA DA PRANCHA PARA CIMA
(PURVOTTANASANA)

POSTURAS DE SUSTENTAÇÃO COM OS BRAÇOS E INVERSÕES

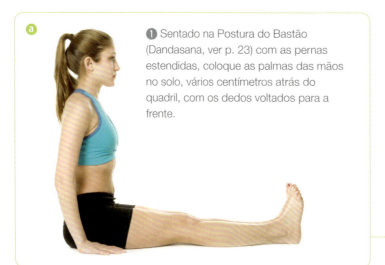

❶ Sentado na Postura do Bastão (Dandasana, ver p. 23) com as pernas estendidas, coloque as palmas das mãos no solo, vários centímetros atrás do quadril, com os dedos voltados para a frente.

FAÇA CORRETAMENTE
- Em vez de hiperestender as costas, utilize os músculos posteriores das coxas e os ombros para abrir o quadril e o peito. Se a musculatura posterior das suas coxas estiver muito fraca, mantenha as pernas flexionadas enquanto sustenta a elevação com o quadril.
- Respire de forma regular, usando a respiração para acentuar a extensão na parte superior das costas.

SIGNIFICADO EM SÂNSCRITO
- *Purva* = frente, leste; *ut* = intenso; *tan* = estender, esticar

NÍVEL
- Intermediário

BENEFÍCIOS
- Fortalece a coluna, os braços e os músculos posteriores das coxas
- Estende os quadris e o tórax

FOCOS DE ATENÇÃO/ CONTRAINDICAÇÕES
- Lesão no pescoço
- Lesão no punho

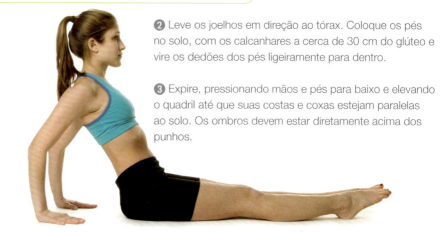

❷ Leve os joelhos em direção ao tórax. Coloque os pés no solo, com os calcanhares a cerca de 30 cm do glúteo e vire os dedões dos pés ligeiramente para dentro.

❸ Expire, pressionando mãos e pés para baixo e elevando o quadril até que suas costas e coxas estejam paralelas ao solo. Os ombros devem estar diretamente acima dos punhos.

❹ Sem abaixar o quadril, estenda as pernas, uma de cada vez.

❺ Elevando o tórax e juntando as escápulas, levante mais o quadril, arqueando levemente as costas. Não contraia o glúteo para se elevar.

❻ Lenta e calmamente, alongue o pescoço e o deixe cair para trás.

❼ Permaneça nesta posição por 30 segundos e retorne para a Postura do Bastão.

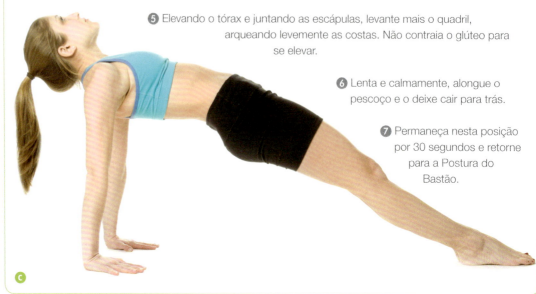

128

POSTURA DA PRANCHA PARA CIMA

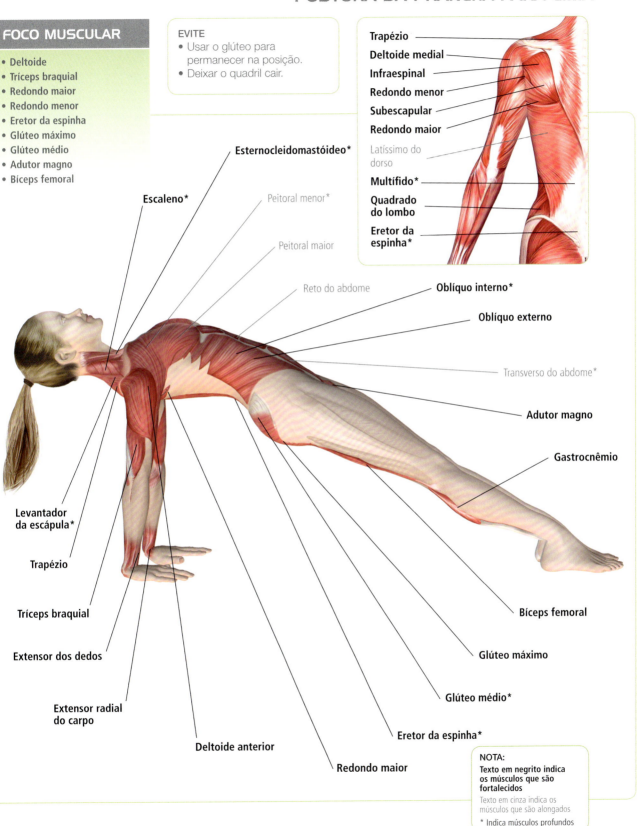

FOCO MUSCULAR

- **Deltoide**
- **Tríceps braquial**
- **Redondo maior**
- **Redondo menor**
- **Eretor da espinha**
- **Glúteo máximo**
- **Glúteo médio**
- **Adutor magno**
- **Bíceps femoral**

EVITE
- Usar o glúteo para permanecer na posição.
- Deixar o quadril cair.

NOTA:
Texto em negrito indica os músculos que são fortalecidos
Texto em cinza indica os músculos que são alongados
* Indica músculos profundos

129

POSTURA DA GRUA
(BAKASANA)

POSTURAS DE SUSTENTAÇÃO COM OS BRAÇOS E INVERSÕES

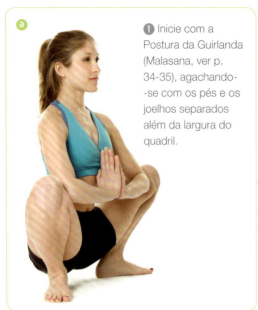

① Inicie com a Postura da Guirlanda (Malasana, ver p. 34-35), agachando-se com os pés e os joelhos separados além da largura do quadril.

② Incline o tronco para a frente e estenda os braços para colocar as mãos no solo à sua frente. Vire as mãos ligeiramente para dentro e abra os dedos.

③ Flexione os cotovelos, apoiando os joelhos contra os braços. Fique nas pontas dos pés e se incline para a frente com o tronco, levando as coxas em direção ao tórax e as canelas em direção aos braços. Curve as costas quando sentir seu peso ser transferido para os punhos.

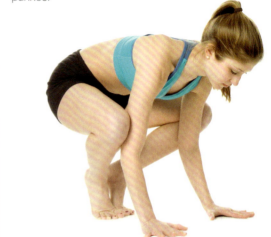

④ Expire e, lentamente, levante os pés do solo, um de cada vez. Mantenha a cabeça em posição neutra, e procure por seu ponto de equilíbrio.

⑤ Permaneça nesta posição por 20 segundos a 1 minuto.

SIGNIFICADO EM SÂNSCRITO
- Baka = grua, garça
- Também chamada de Postura do Corvo

NÍVEL
- Intermediário

BENEFÍCIOS
- Fortalece e tonifica os braços e os músculos abdominais
- Fortalece os punhos
- Melhora o equilíbrio

FOCOS DE ATENÇÃO/ CONTRAINDICAÇÕES
- Síndrome do túnel do carpo
- Gravidez

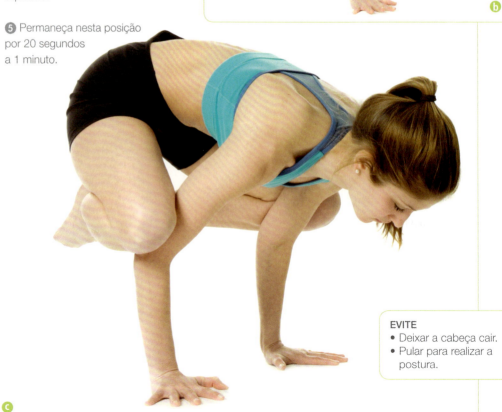

EVITE
- Deixar a cabeça cair.
- Pular para realizar a postura.

POSTURA DA GRUA

FAÇA CORRETAMENTE
- Se você tiver medo de cair, coloque uma manta como almofada na sua frente.
- Para manter o equilíbrio, olhe para um ponto fixo no solo à sua frente.

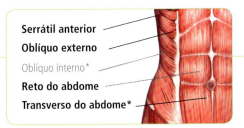

- **Serrátil anterior**
- **Oblíquo externo**
- Oblíquo interno*
- **Reto do abdome**
- **Transverso do abdome***

FOCO MUSCULAR
- Iliopsoas
- Ilíaco
- Trapézio
- Serrátil anterior
- Deltoide
- Tríceps braquial
- Bíceps braquial
- Coracobraquial
- Peitoral maior

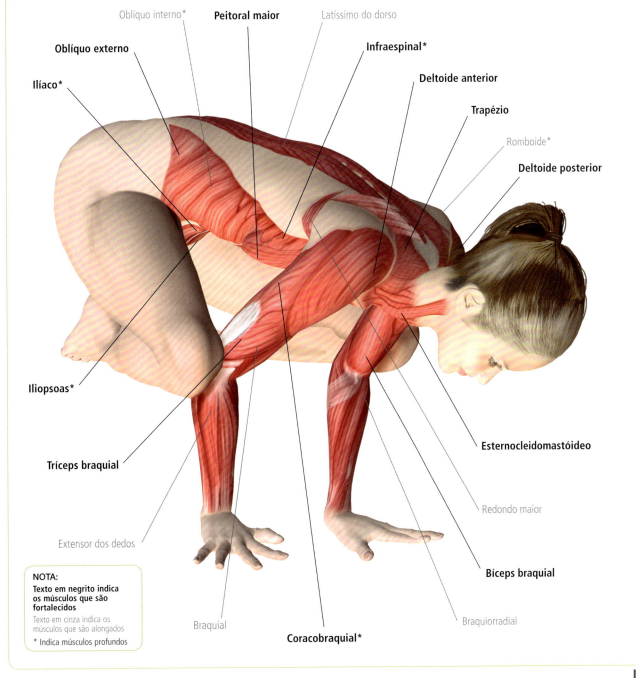

- Oblíquo interno*
- **Peitoral maior**
- Latíssimo do dorso
- **Oblíquo externo**
- **Infraespinal***
- **Ilíaco***
- **Deltoide anterior**
- **Trapézio**
- Romboide*
- **Deltoide posterior**
- **Iliopsoas***
- **Tríceps braquial**
- Esternocleidomastóideo
- Extensor dos dedos
- Redondo maior
- **Bíceps braquial**
- Braquial
- Braquiorradial
- **Coracobraquial***

NOTA:
Texto em negrito indica os músculos que são fortalecidos
Texto em cinza indica os músculos que são alongados
* Indica músculos profundos

131

POSTURA LATERAL DA GRUA
(PARSVA BAKASANA)

POSTURAS DE SUSTENTAÇÃO COM OS BRAÇOS E INVERSÕES

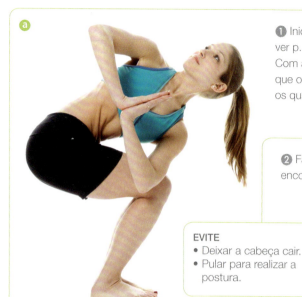

❶ Inicie com a Postura da Prece (Samasthiti, ver p. 33), com as mãos unidas no meio do peito. Com as pernas unidas, comece a se agachar até que o glúteo esteja logo acima dos calcanhares, os quais estão levantados do solo.

❷ Faça os braços se cruzarem do lado direito do corpo, encostando o cotovelo esquerdo na coxa direita quando as mãos alcançarem o solo. Expire e acentue a torção, puxando o ombro direito para trás.

EVITE
- Deixar a cabeça cair.
- Pular para realizar a postura.

❸ Apoie a mão esquerda no solo, por fora da coxa direita. Posicione a lateral da coxa direita no braço esquerdo. Incline-se para a direita até encostar a mão direita no solo, mantendo as mãos afastadas pela largura dos ombros. Seu quadril e seus ombros devem permanecer em torção acentuada.

❹ Lentamente, eleve a pelve à medida que transfere o peso para as mãos, utilizando o braço esquerdo como apoio para a coxa direita. Continue virando para a direita, puxando os músculos abdominais em direção à coluna. Expirando, mantenha os pés unidos e levante-os completamente do solo em direção aos glúteos.

❺ Permaneça nesta posição por 20 segundos a 1 minuto, respirando enquanto se equilibra. Expire à medida que retorna os pés para o solo. Repita no outro lado.

SIGNIFICADO EM SÂNSCRITO
- *Baka* = grua, garça; *parsva* = lado
- Também chamada de Postura Lateral do Corvo

NÍVEL
- Avançado

BENEFÍCIOS
- Fortalece e tonifica os braços e os músculos abdominais
- Fortalece os punhos
- Melhora o equilíbrio

FOCOS DE ATENÇÃO/ CONTRAINDICAÇÕES
- Lesão no punho
- Lesão na lombar

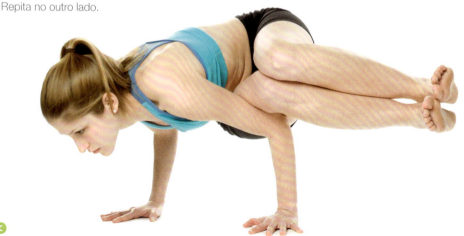

POSTURA LATERAL DA GRUA

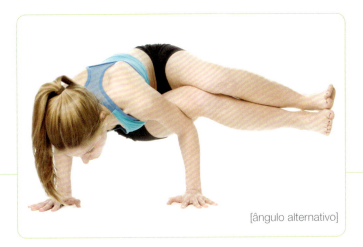

[ângulo alternativo]

FOCO MUSCULAR

- Iliopsoas
- Ilíaco
- Trapézio
- Serrátil anterior
- Deltoide
- Tríceps braquial
- Bíceps braquial
- Coracobraquial
- Peitoral maior
- Oblíquo interno

FAÇA CORRETAMENTE
- Se você tiver medo de cair, coloque uma manta como almofada na sua frente.
- Para manter o equilíbrio, olhe para um ponto fixo no solo à sua frente.
- Concentre-se em acentuar a torção durante a realização da postura.

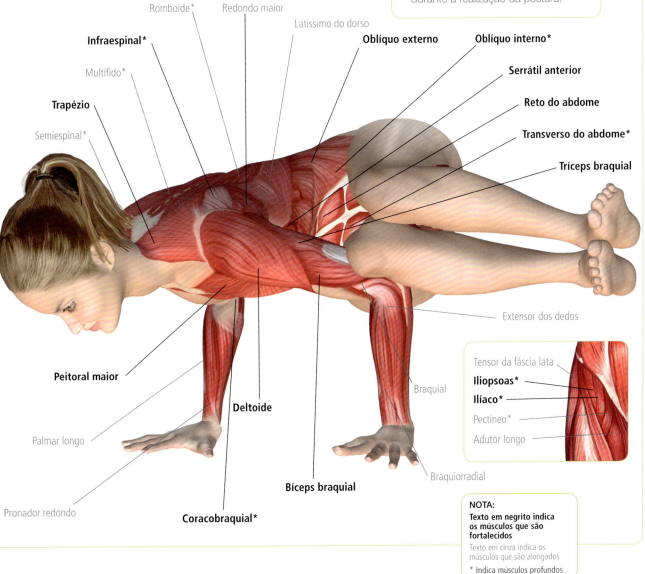

NOTA:
Texto em negrito indica os músculos que são fortalecidos

Texto em cinza indica os músculos que são alongados

* Indica músculos profundos

133

POSTURA DA PRANCHA

POSTURAS DE SUSTENTAÇÃO COM OS BRAÇOS E INVERSÕES

① Para realizar a Postura da Prancha, inicie na Postura do Cachorro Olhando para Baixo (Adho Mukha Svanasana, ver p. 24).

② Inspire e leve o tronco para a frente até que seus punhos estejam diretamente abaixo dos ombros, em um ângulo de 90 graus. Seu corpo deve formar uma linha reta do topo da cabeça até os calcanhares.

③ Empurre as mãos firmemente contra o solo e, sem deixar o tórax abaixar, pressione os calcanhares.

FAÇA CORRETAMENTE
- Alongue as pernas até os calcanhares para distribuir o peso de forma uniforme durante a realização da Postura da Prancha.
- Para alcançar estabilidade, contraia os músculos dos glúteos e retraia os músculos abdominais.

EVITE
- Abaixar os ombros.
- Deixar o quadril cair ou levantar os glúteos.
- Levantar os ombros, aproximando-os das orelhas.

SIGNIFICADO EM SÂNSCRITO
- Não há acordo em relação ao nome em sânscrito para a Postura da Prancha
- *Chatur* = quatro; *anga* = membro; *danda* = vara, bastão

NÍVEL
- Iniciante/intermediário

BENEFÍCIOS
- Fortalece e tonifica os braços e os músculos abdominais
- Fortalece os punhos

FOCOS DE ATENÇÃO/CONTRAINDICAÇÕES
- Problemas no ombro
- Lesão no punho
- Lesão na lombar

④ Estenda as escápulas, mantendo o pescoço alinhado à coluna. Suas pernas devem estar fortes, estendidas e firmes, e os pés retos, com os calcanhares apontando para o teto. Permaneça nesta posição por 30 segundos a 1 minuto.

⑤ A partir da Postura da Prancha, abra o peito e estenda as escápulas enquanto contrai o cóccix.

⑥ Expire e, com as pernas viradas ligeiramente para dentro, desça o corpo ao solo até que os braços estejam paralelos à coluna.

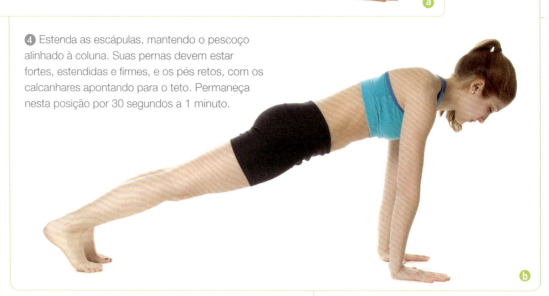

134

POSTURA DO BASTÃO EM QUATRO APOIOS (CHATURANGA DANDASANA)

7 Contraia o cóccix e leve os músculos abdominais em direção à coluna para manter uma linha reta dos ombros até os calcanhares. Mantenha os cotovelos ao lado do corpo. Levante a cabeça e olhe para a frente.

8 Permaneça nesta posição por 10 a 30 segundos.

FOCO MUSCULAR
- Reto do abdome
- Tríceps braquial
- Subescapular
- Supraespinal
- Infraespinal
- Redondo maior
- Peitoral maior
- Peitoral menor

FAÇA CORRETAMENTE
- Se você achar muito difícil se sustentar na Postura do Bastão em Quatro Apoios, inicie com a Postura da Prancha e, em seguida, coloque os joelhos no solo. Continue a ajoelhar, expire, e abaixe o tronco até que o seu tórax esteja a poucos centímetros do solo.

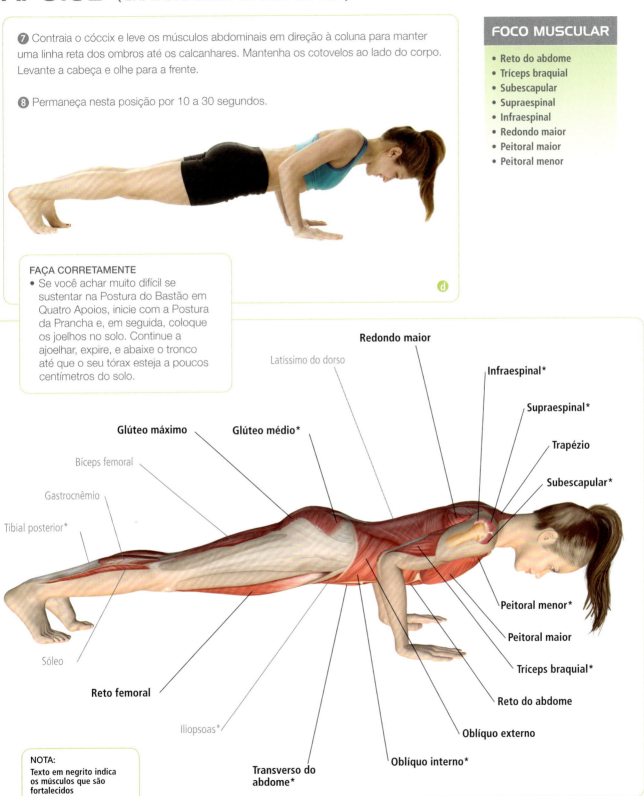

NOTA:
Texto em negrito indica os músculos que são fortalecidos
Texto em cinza indica os músculos que são alongados
* Indica músculos profundos

135

POSTURA DAS OITO CURVAS DE ASTAVAKRA (ASTAVAKRASANA)

POSTURAS DE SUSTENTAÇÃO COM OS BRAÇOS E INVERSÕES

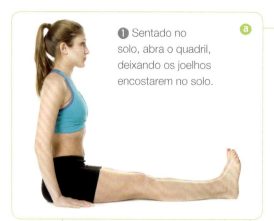

❶ Sentado no solo, abra o quadril, deixando os joelhos encostarem no solo.

❷ Levante a perna direita de forma que ela fique flexionada, com a coxa perpendicular ao solo. Utilize os braços para puxar a perna direita sobre o ombro direito. A parte de trás do joelho deve repousar sobre o ombro.

❸ Incline o tronco para a frente e coloque as mãos no solo à sua frente, afastadas pela largura dos ombros. A mão direita deve estar posicionada por fora da perna direita.

❹ Transfira seu peso para as mãos e empurre o solo, levantando o tórax com o movimento. Estenda a perna esquerda à sua frente.

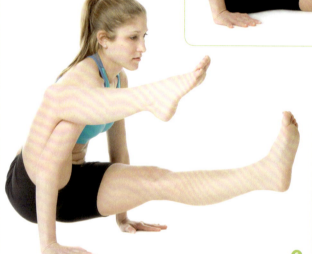

❺ Expire e abaixe o tronco até que ele esteja paralelo ao solo. Leve a perna esquerda para a direita. Flexione ambas as pernas, entrelace-as nos tornozelos e prenda o tornozelo direito abaixo do esquerdo.

❻ Flexione os braços e abaixe o tórax em direção ao solo, apertando as pernas para mantê-las juntas e estendendo-as para a direita. As coxas devem apertar o braço direito e ficar paralelas ao solo.

SIGNIFICADO EM SÂNSCRITO
- *Ashta* = oito; *vakra* = curvado, dobrado

NÍVEL
- Avançado

BENEFÍCIOS
- Fortalece punhos, braços e músculos abdominais
- Aumenta o equilíbrio e a flexibilidade

FOCOS DE ATENÇÃO/ CONTRAINDICAÇÕES
- Problemas no ombro
- Lesão no punho
- Lesão no cotovelo

❼ Torça o tronco para a esquerda e mantenha os cotovelos ao lado do corpo. Olhe para a frente, para um ponto fixo no solo.

❽ Permaneça nesta posição por 30 segundos a 1 minuto. Lentamente, estenda os braços e levante o tronco. Flexione os joelhos, desprenda os tornozelos e retorne para a posição sentada no solo. Repita no outro lado.

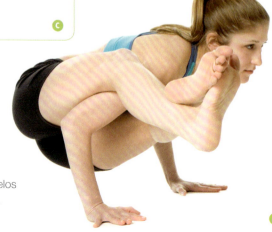

POSTURA DAS OITO CURVAS DE ASTAVAKRA

EVITE
- Deixar o lado do quadril que está em cima balançar para a frente, levando o outro lado a cair.

[ângulo alternativo]

FOCO MUSCULAR
- Adutor magno
- Adutor longo
- Tríceps braquial
- Bíceps braquial

FAÇA CORRETAMENTE
- Para manter a simetria das pernas, faça o movimento de torção maior na coluna do que no quadril.
- Se você tiver dificuldades para manter o corpo levantado do solo, use blocos para suas mãos, para praticar levantar o quadril enquanto uma perna repousa sobre o ombro.

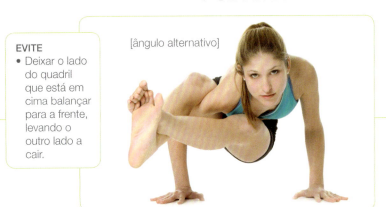
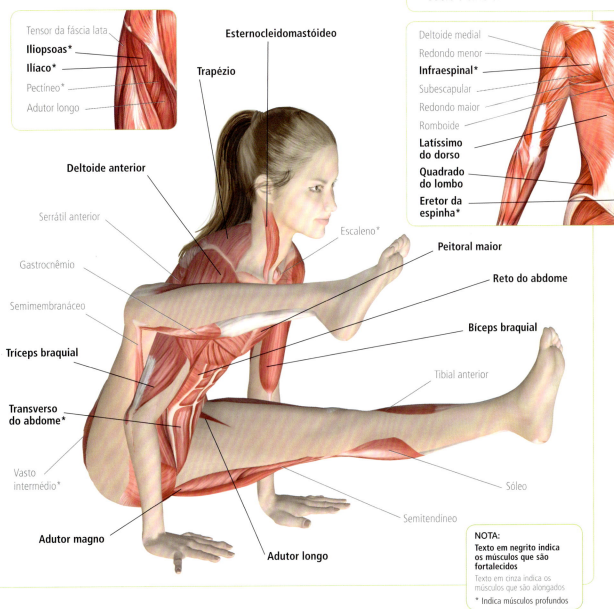

NOTA:
Texto em negrito indica os músculos que são fortalecidos

Texto em cinza indica os músculos que são alongados

* Indica músculos profundos

137

POSTURA DA PRANCHA LATERAL
(VASISTHASANA)

POSTURAS DE SUSTENTAÇÃO COM OS BRAÇOS E INVERSÕES

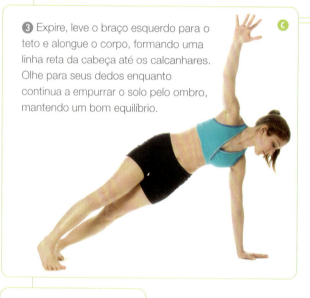

❶ Inicie na Postura da Prancha (ver p. 134). Seus braços devem estar estendidos com os punhos alinhados sob o ombro. Para se preparar para a Postura da Prancha Lateral, você pode colocar as mãos um pouco à frente dos ombros para empurrar e obter apoio.

❷ Transfira seu peso para a lateral do pé direito e para o braço direito. Gire para o lado, guiando com o quadril e levando o ombro esquerdo para trás. Coloque o pé esquerdo sobre o direito, apertando as pernas estendidas uma contra a outra.

EVITE
- Deixar o quadril ou os ombros balançarem ou caírem.
- Elevar demais o quadril.

❸ Expire, leve o braço esquerdo para o teto e alongue o corpo, formando uma linha reta da cabeça até os calcanhares. Olhe para seus dedos enquanto continua a empurrar o solo pelo ombro, mantendo um bom equilíbrio.

❹ Respire e permaneça nesta postura por 15 a 30 segundos. Retorne para a Postura da Prancha ou para a do Cachorro Olhando para Baixo (Adho Mukha Svanasana, ver p. 24) e repita no lado esquerdo.

SIGNIFICADO EM SÂNSCRITO
- *Vasistha* = o melhor, o mais perfeito, o mais rico

NÍVEL
- Iniciante

BENEFÍCIOS
- Fortalece os punhos, os braços, as pernas e os músculos abdominais
- Melhora o equilíbrio

FOCOS DE ATENÇÃO/ CONTRAINDICAÇÕES
- Problemas no ombro
- Lesão no punho
- Lesão no cotovelo

FAÇA CORRETAMENTE
- Alongue os membros o máximo possível, estendendo as pernas em direção ao solo e o braço para o teto.
- Seus pés devem estar um sobre o outro e flexionados, como se estivessem lado a lado em posição ereta.

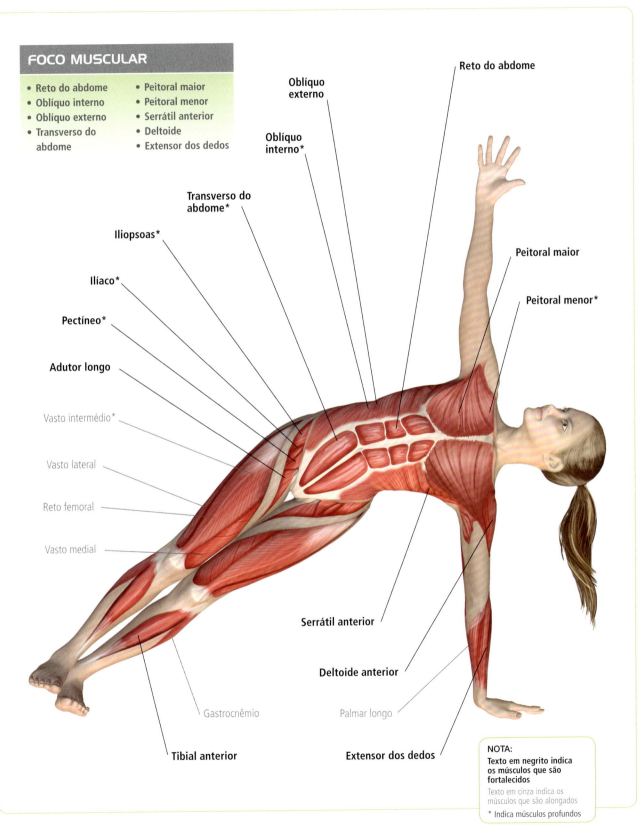

POSTURA DO ARADO
(HALASANA)

POSTURAS DE SUSTENTAÇÃO COM OS BRAÇOS E INVERSÕES

❶ Deite-se em decúbito dorsal no solo, com os joelhos flexionados. Os braços devem ficar ao lado do corpo, com as mãos estendidas no solo.

❷ Contraia os músculos abdominais e levante os joelhos do solo. Expire, pressione os braços no solo e eleve mais os joelhos, de forma que o glúteo e o quadril saiam do solo.

❸ Continue a elevar os joelhos em direção ao rosto e levante as costas do solo a partir do quadril, em direção aos ombros. Com os braços firmes no solo, flexione os cotovelos e coloque as mãos na região lombar. Aproxime bem os cotovelos ao corpo.

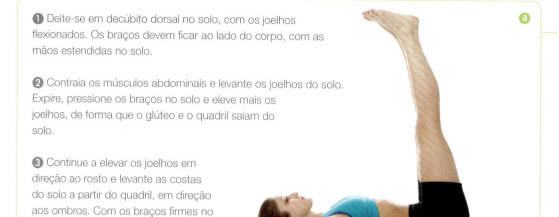

❹ Inspire, contraia a região do cóccix em direção ao púbis e estenda as pernas para trás, em direção à cabeça. O tronco deve ficar perpendicular ao solo.

❺ Expire e continue a estender as pernas além da cabeça. Contraia as pernas e se flexione pela cintura até que os dedos dos pés toquem o solo. Coloque as mãos voltadas para baixo no solo, empurrando pelos braços para manter o quadril elevado.

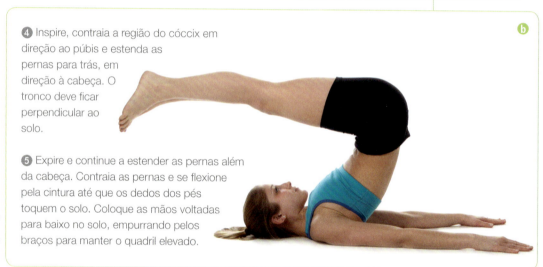

SIGNIFICADO EM SÂNSCRITO
- *Hala* = arado

NÍVEL
- Intermediário

BENEFÍCIOS
- Alivia o estresse
- Alivia dores nas costas e dores de cabeça
- Estimula a digestão

FOCOS DE ATENÇÃO/ CONTRAINDICAÇÕES
- Pressão arterial alta
- Problemas no pescoço
- Menstruação ou gravidez

❻ Permaneça nesta postura por 1 a 5 minutos.

EVITE
- Lançar as pernas rapidamente para realizar a postura.

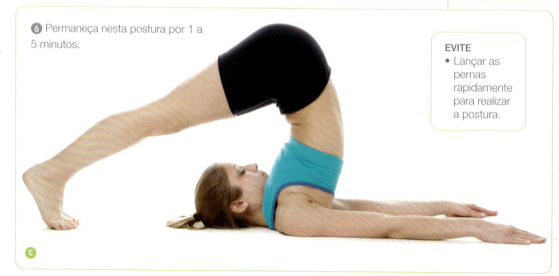

POSTURA DO ARADO

FAÇA CORRETAMENTE
- Relaxe a garganta e a língua.
- Se você se sentir desconfortável tirando as mãos das costas ou se seus dedos dos pés não alcançarem o solo, continue apoiando suas costas com as mãos.
- Coloque mantas dobradas embaixo dos ombros se a postura forçar seu pescoço.

FOCO MUSCULAR
- **Reto do abdome**
- **Latíssimo do dorso**
- **Transverso do abdome**
- **Tríceps braquial**
- **Infraespinal**
- **Supraespinal**
- **Subescapular**

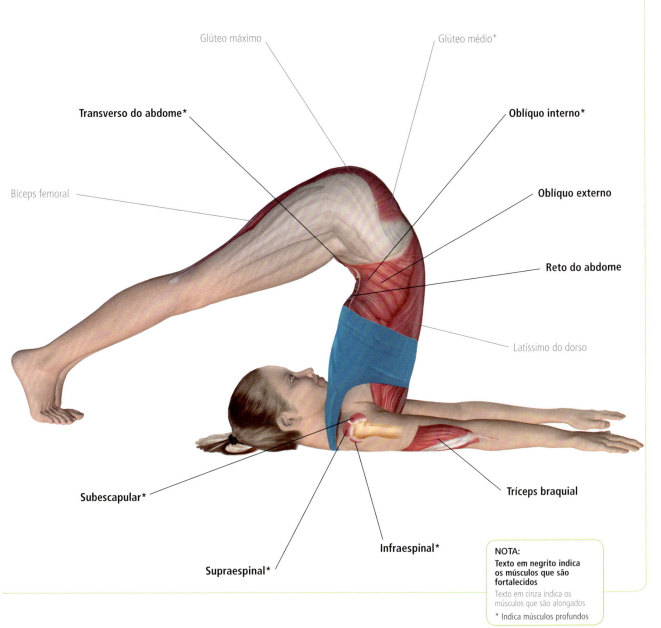

NOTA:
Texto em negrito indica os músculos que são fortalecidos
Texto em cinza indica os músculos que são alongados
* Indica músculos profundos

141

POSTURA DA VELA
(SALAMBA SARVANGASANA)

POSTURAS DE SUSTENTAÇÃO COM OS BRAÇOS E INVERSÕES

❶ Deite-se em decúbito dorsal no solo, com os joelhos flexionados e os braços ao lado do corpo.

❷ Contraia os músculos abdominais e levante os joelhos do solo. Expire, pressione os braços no solo e eleve mais os joelhos, de forma que o seu glúteo saia do solo.

EVITE
- Flexionar-se na altura do quadril durante a realização da postura, o que pode exercer pressão adicional sobre o pescoço e a coluna.
- Abrir os cotovelos para os lados.

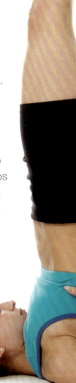

SIGNIFICADO EM SÂNSCRITO
- *Sa* = com; *alamba* = apoio; *sarva* = todo; *anga* = membro

NÍVEL
- Intermediário

BENEFÍCIOS
- Alivia o estresse
- Alonga os ombros, o pescoço e a parte superior da coluna
- Estimula a digestão

FOCOS DE ATENÇÃO/ CONTRAINDICAÇÕES
- Pressão arterial alta
- Problemas no pescoço
- Dor de cabeça ou infecção no ouvido

FAÇA CORRETAMENTE
- Relaxe a garganta e a língua.
- Se você não conseguir levantar a pelve para realizar a inversão, pratique próximo a uma parede e "ande" nela até que possa colocar as mãos nas costas.
- Coloque mantas dobradas embaixo dos ombros se a postura forçar seu pescoço.

❸ Continue a elevar os joelhos em direção ao rosto e levante as costas, do quadril até os ombros. Com os braços firmes no solo, flexione os cotovelos e coloque as mãos na região lombar. Aproxime os cotovelos do corpo.

❹ Inspire, contraia a região do cóccix em direção ao púbis e estenda as pernas para trás, em direção à cabeça. Seu tronco deve ficar perpendicular ao solo.

❺ Durante a próxima inspiração, estenda as pernas para o teto, abrindo o quadril enquanto se eleva. Contraia os glúteos e faça pressão para baixo com os cotovelos a fim de formar uma linha reta e alongada do tronco aos dedos dos pés.

❻ Permaneça nessa postura por 30 segundos a 5 minutos, antes de flexionar os joelhos e quadris e retornar ao solo.

POSTURA DA VELA

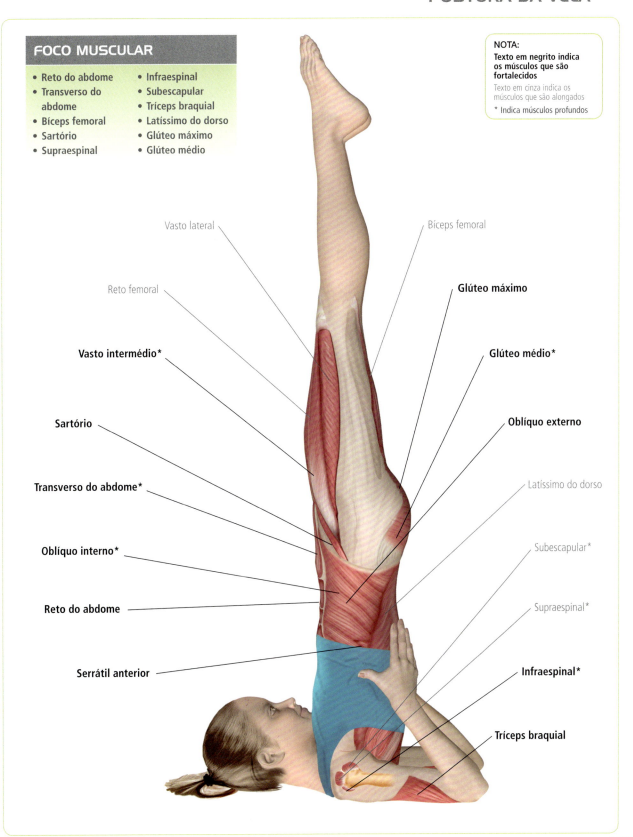

FOCO MUSCULAR

- Reto do abdome
- Transverso do abdome
- Bíceps femoral
- Sartório
- Supraespinal
- Infraespinal
- Subescapular
- Tríceps braquial
- Latíssimo do dorso
- Glúteo máximo
- Glúteo médio

NOTA:
Texto em negrito indica os músculos que são fortalecidos
Texto em cinza indica os músculos que são alongados
* Indica músculos profundos

143

POSTURA DO GOLFINHO

POSTURAS DE SUSTENTAÇÃO COM OS BRAÇOS E INVERSÕES

❶ Ajoelhe-se no solo. O quadril deve estar afastado dos calcanhares.

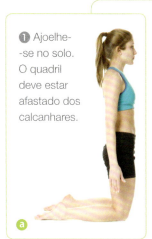

(a)

❷ Coloque as mãos no chão à sua frente e abaixe os cotovelos até o solo, mantendo-os ao lado do corpo e alinhados aos ombros.

❸ Expire e levante os joelhos do solo. Coloque os pés inteiramente no solo, empurrando os calcanhares para baixo.

❹ Estenda as pernas à medida que levanta os ísquios para o teto. Contraia a região do cóccix em direção ao púbis e aperte uma perna na outra.

❺ Empurre com os antebraços e estenda o alongamento pelos ombros. Mantenha a cabeça e o tórax levantados do solo.

❻ Permaneça nesta posição por 30 segundos a 1 minuto.

(b)

❼ A partir da Postura do Golfinho, inspire e, lentamente, leve as pontas dos pés em direção à cabeça, o que fará o quadril se levantar em direção ao teto.

(c)

❽ Uma vez que o peso tenha sido transferido para os ombros e antebraços, e que os ísquios estejam apontados para o teto, expire e levante os pés do solo. Utilize os músculos abdominais para levantar ambos os pés devagar e simultaneamente.

❾ Alongando a coluna e mantendo os ombros abertos, flexione os joelhos e leve as coxas em direção aos músculos abdominais. Concentre-se para manter o tronco perpendicular ao solo. Respire algumas vezes e se equilibre nesta posição.

(d)

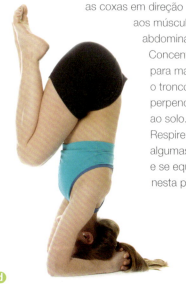

SIGNIFICADO EM SÂNSCRITO
- Não há acordo sobre o nome em sânscrito para a Postura do Golfinho.
- *Sa* = com; *alamba* = apoio; *sirsa* = cabeça

NÍVEL
- Avançado

BENEFÍCIOS
- Fortalece e tonifica os músculos abdominais
- Fortalece os ombros, as pernas e a coluna
- Melhora o equilíbrio

FOCOS DE ATENÇÃO/ CONTRAINDICAÇÕES
- Lesão nas costas
- Lesão no pescoço
- Dor de cabeça
- Pressão arterial alta

FAÇA CORRETAMENTE
- Durante a realização da Postura do Golfinho, mantenha as costas retas. Se você não conseguir estender as pernas sem baixar ou curvar a coluna, mantenha os joelhos levemente flexionados.
- Quando estiver de ponta-cabeça, distribua seu peso uniformemente pelos antebraços.
- Se você tiver dificuldades para se equilibrar de ponta-cabeça ou para distribuir a maior parte do peso pelos braços e ombros, pratique apoiando a parte de trás dos ombros contra uma parede.

POSTURA COM APOIO SOBRE A CABEÇA (SALAMBA SIRSASANA)

⑩ Expire e, lentamente, levante os dedos dos pés para o teto. Contraia a região do cóccix em direção ao púbis enquanto puxa os músculos abdominais em direção à coluna. Alongue todo o corpo, desde o topo do pescoço até os dedos dos pés.

⑪ Permaneça nesta posição por 10 segundos a 3 minutos. Para sair da postura, expire e abaixe os pés até o solo simultaneamente.

EVITE
- Colocar muito peso sobre o pescoço ou a cabeça.
- Pular para realizar a postura ou subir, de ponta-cabeça, um pé de cada vez.

FOCO MUSCULAR
- Reto do abdome
- Transverso do abdome
- Latíssimo do dorso
- Glúteo médio
- Trapézio
- Deltoide
- Infraespinal
- Tríceps braquial

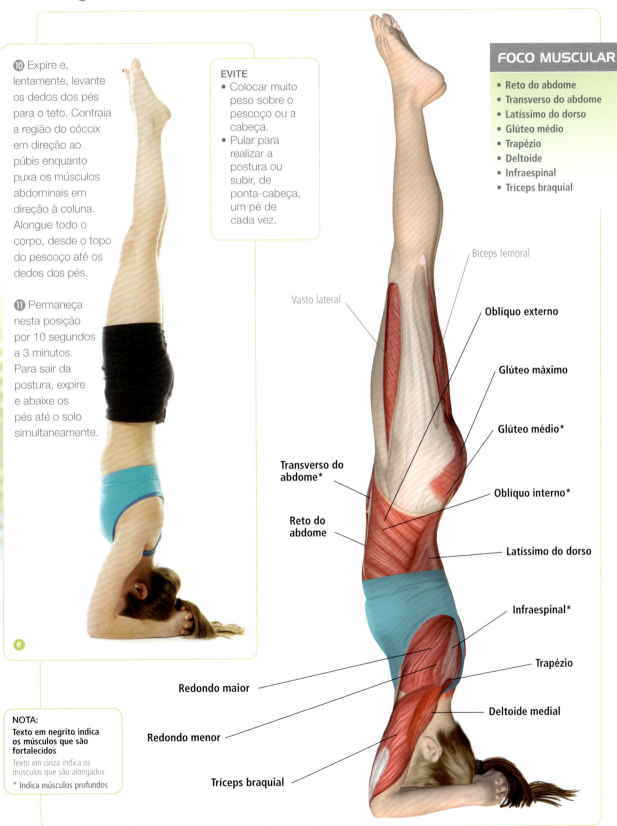

NOTA:
Texto em negrito indica os músculos que são fortalecidos
Texto em cinza indica os músculos que são alongados
* Indica músculos profundos

145

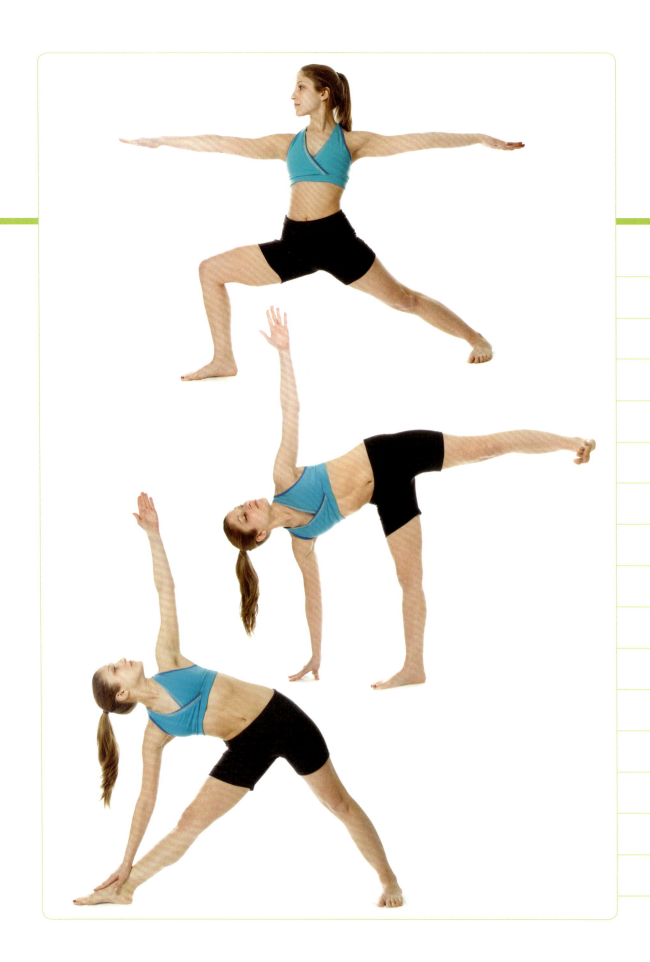

SEQUÊNCIAS DE YOGA

Familiarizar-se com as diversas posturas é apenas o primeiro passo para a sua prática de yoga. Incorporar estas posturas em sequências, passando de uma para outra, permite que você maximize a força e a flexibilidade que você ganhará em todo o corpo. Em geral, as sequências de yoga iniciam-se com posturas mais fáceis, intensificando o grau de dificuldade até chegar àquelas mais desafiadoras, e terminam com um desaquecimento. É melhor iniciar sua série diária com vários ciclos de Saudação ao Sol. As sequências deste capítulo constituem um guia para o iniciante. Em cada postura, concentre-se em alcançar a posição correta do corpo antes de seguir em frente. Combine outras posturas para variar e crie uma rotina de yoga mais adequada para as necessidades do seu corpo.

SAUDAÇÃO AO SOL (A)

SEQUÊNCIAS DE YOGA

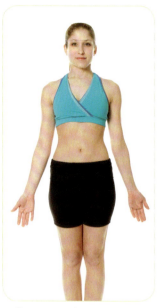

❶ Postura da Montanha (Tadasana), p. 32

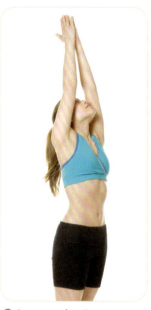

❷ Postura dos Braços para Cima (Urdhva Hastasana), p. 36

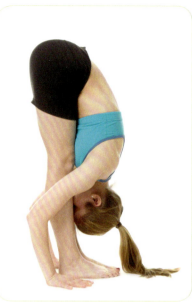

❸ Postura do Alongamento Intenso para a Frente (Uttanasana), p. 66

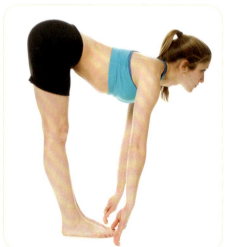

❹ Meia Postura do Alongamento Intenso para a Frente (Ardha Uttanasana), p. 67

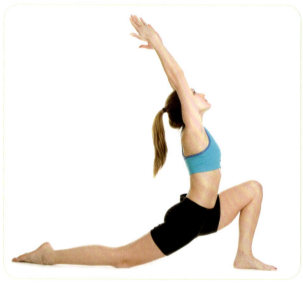

❺ Postura Crescente (Anjaneyasana), p. 50

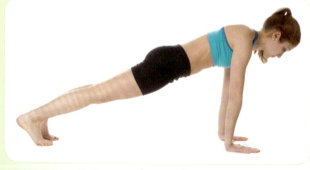

❻ Postura da Prancha, p. 134

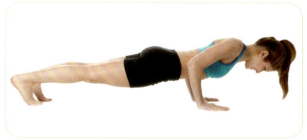

❼ Postura do Bastão em Quatro Apoios (Chaturanga Dandasana), p. 135

148

SAUDAÇÃO AO SOL (A)

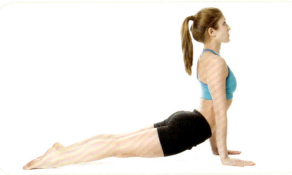

❽ Postura do Cachorro Olhando para Cima (Urdhva Mukha Svanasana), p. 78-79

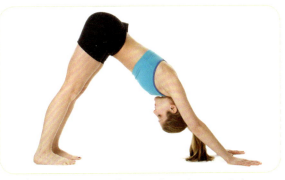

❾ Postura do Cachorro Olhando para Baixo (Adho Mukha Svanasana), p. 24

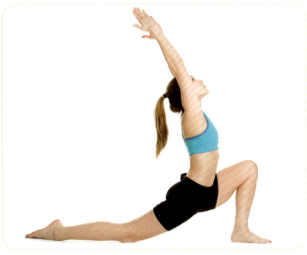

❿ Postura Crescente, perna oposta (Anjaneyasana), p. 50

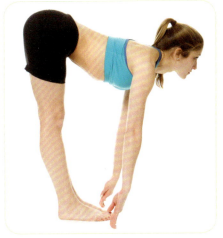

⓫ Meia Postura do Alongamento Intenso para a Frente (Ardha Uttanasana), p. 67

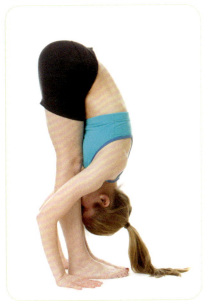

⓬ Postura do Alongamento Intenso para a Frente (Uttanasana), p. 66

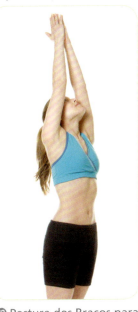

⓭ Postura dos Braços para Cima (Urdhva Hastasana), p. 36

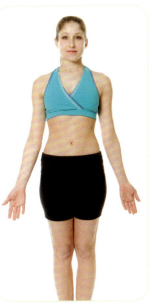

⓮ Postura da Montanha (Tadasana), p. 32

SAUDAÇÃO AO SOL (B)

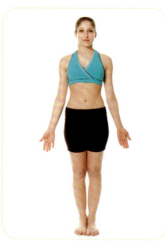

❶ Postura da Montanha (Tadasana), p. 32

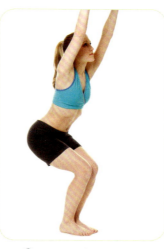

❷ Postura da Cadeira (Utkatasana), p. 37

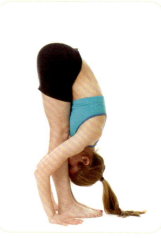

❸ Postura do Alongamento Intenso para a Frente (Uttanasana), p. 66

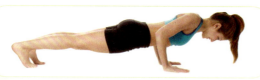

❹ Postura do Bastão em Quatro Apoios (Chaturanga Dandasana), p. 135

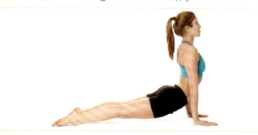

❺ Postura do Cachorro Olhando para Cima (Urdhva Mukha Svanasana), p. 78-79

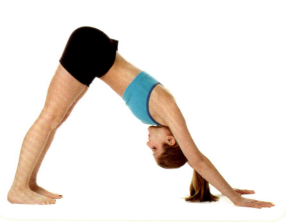

❻ Postura do Cachorro Olhando para Baixo (Adho Mukha Svanasana), p. 24

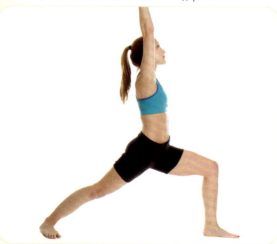

❼ Postura do Guerreiro I (Virabhadrasana I), p. 54–55

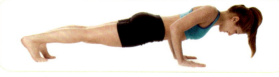

❽ Postura do Bastão em Quatro Apoios (Chaturanga Dandasana), p. 135

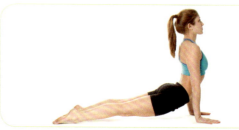

❾ Postura do Cachorro Olhando para Cima (Urdhva Mukha Svanasana), p. 78-79

SAUDAÇÃO AO SOL (B)

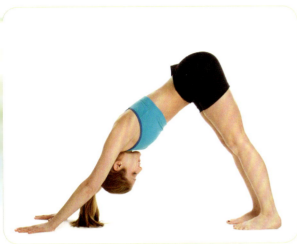

⑩ Postura do Cachorro Olhando para Baixo (Adho Mukha Svanasana), p. 24

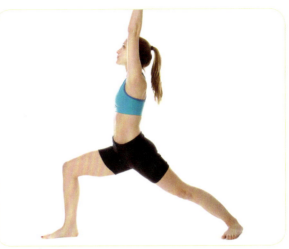

⑪ Postura do Guerreiro I, perna oposta (Virabhadrasana I), p. 54–55

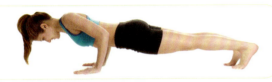

⑫ Postura do Bastão em Quatro Apoios (Chaturanga Dandasana), p. 135

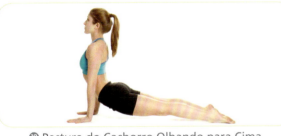

⑬ Postura do Cachorro Olhando para Cima (Urdhva Mukha Svanasana), p. 78-79

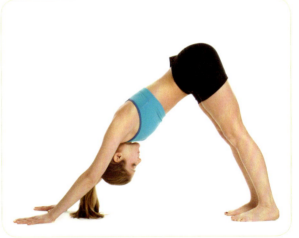

⑭ Postura do Cachorro Olhando para Baixo (Adho Mukha Svanasana), p. 24

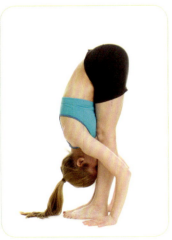

⑮ Postura do Alongamento Intenso para a Frente (Uttanasana), p. 66

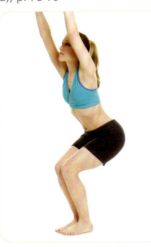

⑯ Postura da Cadeira (Utkatasana), p. 37

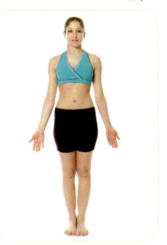

⑰ Postura da Montanha (Tadasana), p. 32

SEQUÊNCIA DO INICIANTE

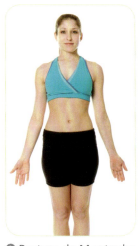

❶ Postura da Montanha (Tadasana), p. 32

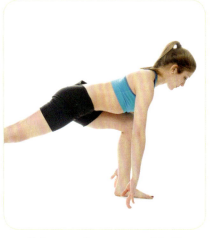

❷ Postura Equestre, p. 52–53 (Ashva Sanchalanasana)

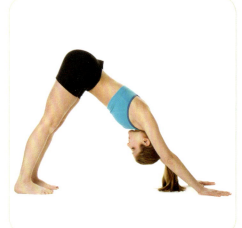

❸ Postura do Cachorro Olhando para Baixo (Adho Mukha Svanasana), p. 24

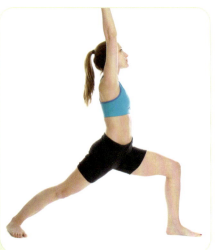

❹ Postura do Guerreiro I (Virabhadrasana I), p. 54–55

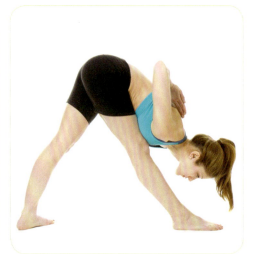

❺ Postura do Alongamento Lateral Intenso (Parsvottanasana), p. 64–65

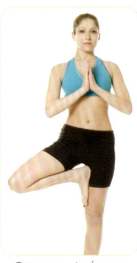

❻ Postura da Árvore (Vrksasana), p. 38–39

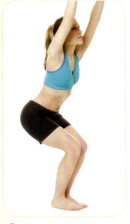

❼ Postura da Cadeira (Utkatasana), p. 37

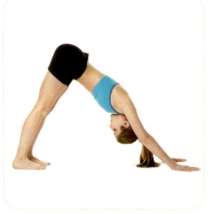

❽ Postura do Cachorro Olhando para Baixo (Adho Mukha Svanasana), p. 24

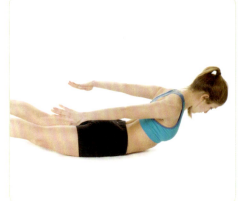

❾ Postura do Gafanhoto (Salabhasana), p. 94–95

SEQUÊNCIA DO INICIANTE

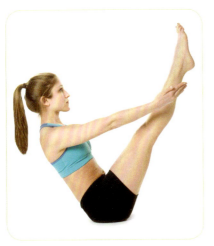

⑩ Postura do Barco (Paripurna Navasana), p. 110–111

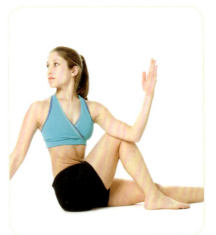

⑪ Postura de Marichi (Marichyasana), p. 120–121

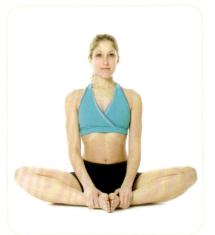

⑫ Postura em Ângulo Fechado (Baddha Konasana), p. 104

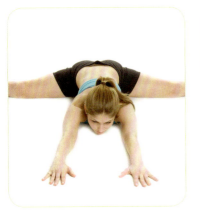

⑬ Postura do Alongamento Sentado em Ângulo Aberto (Upavisha Konasana), p. 72–73

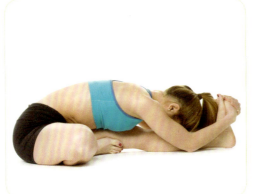

⑭ Postura da Cabeça no Joelho (Janu Sirsasana), p. 68

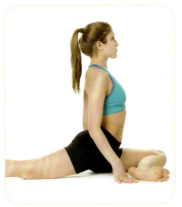

⑮ Postura do Pombo Real com Uma Perna Estendida (Eka Pada Rajakapotasana), p. 96 – 97

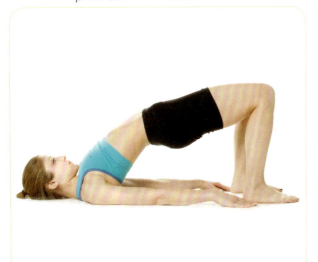

⑯ Postura da Ponte (Setu Bandhasana), p. 86–87

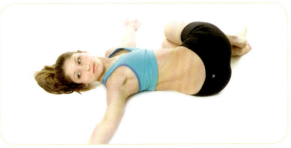

⑰ Torção Reclinada, p. 116–117

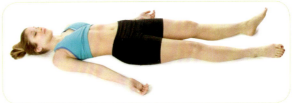

⑱ Postura do Cadáver (Savasana), p. 29

SEQUÊNCIA INTERMEDIÁRIA

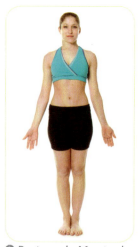

❶ Postura da Montanha
(Tadasana), p. 32

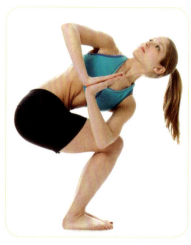

❷ Postura Torcida da Cadeira
(Parivrtta Utkatasana), p. 124–125

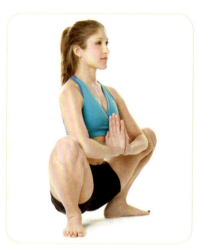

❸ Postura da Guirlanda
(Malasana), p. 34–35

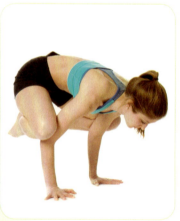

❹ Postura da Grua
(Bakasana), p. 130–131

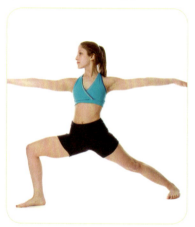

❺ Postura do Guerreiro II
(Virabhadrasana II), p. 56–57

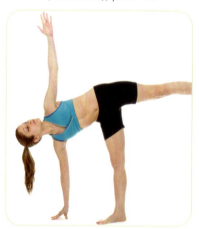

❻ Postura da Meia-Lua
(Ardha Chandrasana), p. 46–47

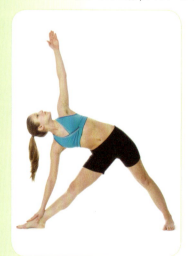

❼ Postura do Triângulo
(Trikonasana), p. 42

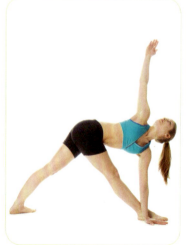

❽ Postura Invertida do Triângulo
(Parivrtta Trikonasana), p. 44–45

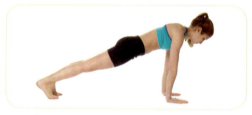

❾ Postura da Prancha, pág. 134

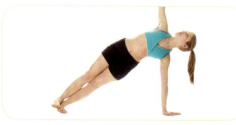

❿ Postura da Prancha Lateral
(Vasisthasana), p. 138–139

SEQUÊNCIA INTERMEDIÁRIA

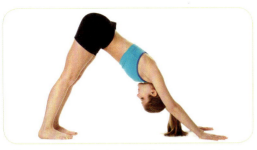

⓫ Postura do Cachorro Olhando para Baixo (Adho Mukha Svanasana), p. 24

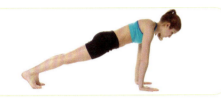

⓬ Postura da Prancha, p. 134

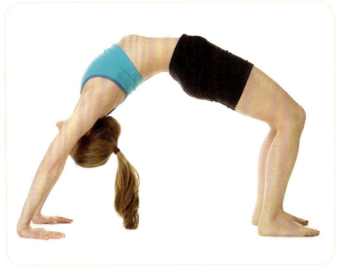

⓭ Postura do Arco Olhando para Cima (Urdhva Dhanurasana), p. 88–89

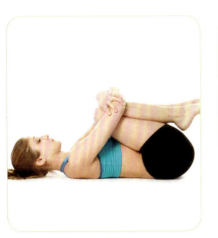

⓮ Postura de Apana (Apanasana), p. 28

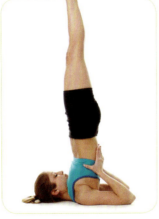

⓯ Postura da Vela (Salamba Sarvangasana), p. 142–143

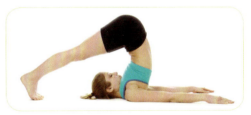

⓰ Postura do Arado (Halasana), p. 140–141

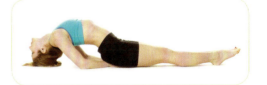

⓱ Postura do Peixe (Matsyasana), p. 92–93

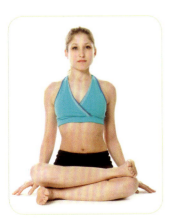

⓲ Postura da Lenha (Agnistambhasana), p. 105

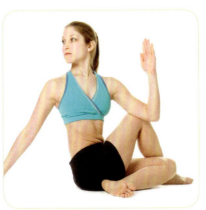

⓳ Meia Postura do Senhor dos Peixes (Ardha Matsyendrasana), p. 122–123

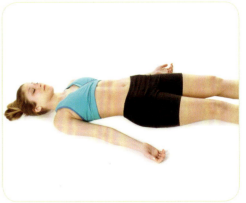

⓴ Postura do Cadáver (Savasana), p. 29

SEQUÊNCIA AVANÇADA

SEQUÊNCIAS DE YOGA

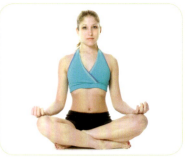
❶ Postura Fácil (Sukhasana), p. 22

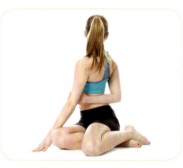
❷ Postura do Sábio Bharadvajasana I (Bharadvajasana I), p. 114–115

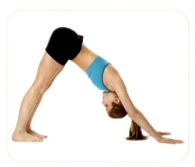
❸ Postura do Cachorro Olhando para Baixo (Adho Mukha Svanasana), p. 24

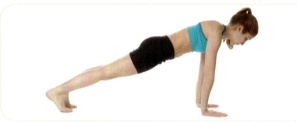
❹ Postura da Prancha, p. 134

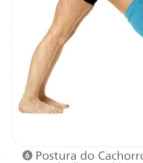
❺ Postura do Bastão em Quatro Apoios (Chaturanga Dandasana), p. 135

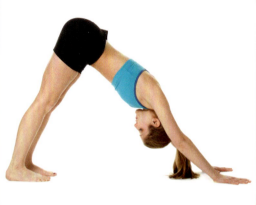
❻ Postura do Cachorro Olhando para Baixo (Adho Mukha Svanasana), p. 24

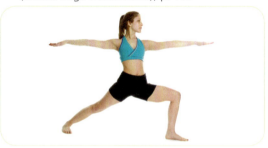
❼ Postura do Guerreiro II (Virabhadrasana II), p. 56–57

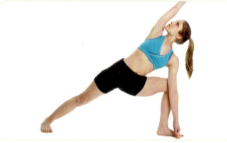
❽ Postura Estendida em Ângulo Lateral (Utthita Parsvakonasana), p. 60–61

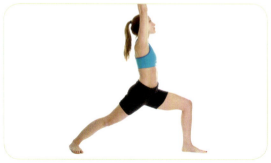
❾ Postura do Guerreiro I (Virabhadrasana I), p. 54–55

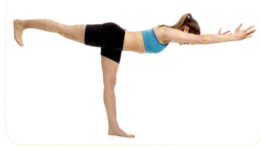
❿ Postura do Guerreiro III (Virabhadrasana III), p. 58–59

SEQUÊNCIA AVANÇADA

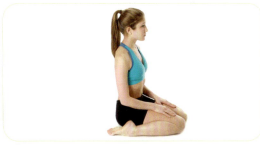
⑪ Postura do Herói (Virasana), p. 102

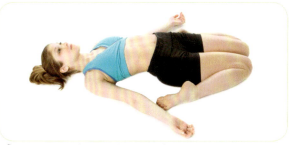
⑫ Postura Reclinada do Herói (Supta Virasana), p. 103

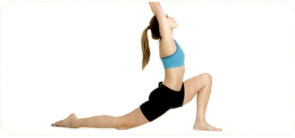
⑬ Postura Crescente (Anjaneyasana), p. 50–51

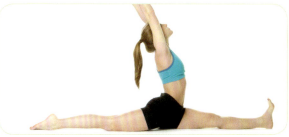
⑭ Postura do Macaco (Hanumanasana), p. 112–113

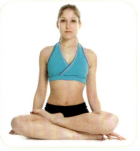
⑮ Meia Postura de Lótus (Ardha Padmasana), p. 108

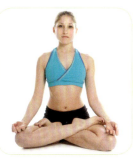
⑯ Postura de Lótus (Padmasana), p. 109

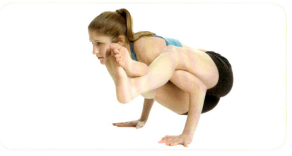
⑰ Postura das Oito Curvas de Astavakra (Astavakrasana), p. 136–137

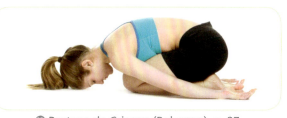
⑲ Postura da Criança (Balasana), p. 27

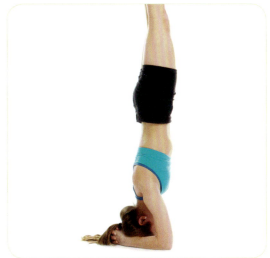
⑱ Postura com Apoio sobre a Cabeça (Salamba Sirsasana), p. 144–145

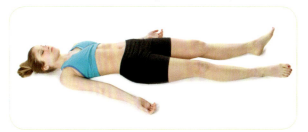
⑳ Postura do Cadáver (Savasana), p. 29

GLOSSÁRIO DOS MÚSCULOS

O glossário a seguir esclarece a terminologia latina utilizada para descrever a musculatura humana. Algumas palavras são derivadas do grego; estas palavras foram indicadas em cada caso.

Pescoço

Levantador da escápula: *levare,* "levantar", e *scapulae*, "ombro [escápula]"
Escaleno: do grego *skalénós*, "desigual"
Esplênio: do grego *spléníon,* "emplastro", "remendo"
Esternocleidomastoide: do grego *stérnon,* "peito", *kleís,* "chave", e *mastoeidés,* "semelhante à mama".

Dorso

Eretor da espinha: *erectus,* "reto", e *spina,* "espinho"
Latíssimo do dorso: *latus,* "amplo", e *dorsum,* "costas".
Multífido espinal: *multus,* "muitos", *findere,* "dividir", e *spina,* "espinho"
Quadrado do lombo: *quadratus,* "quadrado" ou "retangular", e *lumbus,* "lombar"
Romboide: do grego *rhembesthai,* "girar"
Trapézio: do grego *trapezion,* "mesa pequena"

Tórax

Coracobraquial: do grego *korakoeidés,* "semelhante ao corvo", e *brachium,* "braço"
Peitoral [maior e menor]: *pectus,* "peito"

Ombros

Deltoide [anterior, posterior e medial]: do grego *deltoeidés*, "formato de delta"
Infraespinal: *infra,* "embaixo" e *spina,* "espinho"
Subescapular: *sub,* "abaixo", e *scapulae,* "ombro [escápula]"
Supraespinal: *supra,* "acima", e *spina,* "espinho"
Redondo [maior e menor]: *teres,* "redondo"

Central

Oblíquo externo: *obliquus,* "oblíquo", e *externus,* "para fora"
Oblíquo interno: *obliquus,* "oblíquo", e *internus,* "dentro"
Reto do abdome: *rego,* "reto, ereto", e *abdomen,* "abdome"
Serrátil anterior: *serra,* "serra", e *ante,* "antes"
Transverso do abdome: *transversus,* "transversalmente", e *abdomen,* "abdome"

Quadril

Gêmeo inferior: *geminus,* "gêmeo", e *inferus,* "embaixo"
Gêmeo superior: *geminus,* "gêmeo", e *super,* "acima"
Glúteo máximo: do grego *gloutós,* "nádega", e do latim *maximus,* "o maior"
Glúteo médio: do grego *gloutós,* "nádega", e do latim *medialis,* "meio"
Ilíaco: *ilia,* "virilha"

GLOSSÁRIO DOS MÚSCULOS

Iliopsoas: *ilia*, "virilha", e do grego *psoa*, "músculo da virilha"

Trato iliotibial: *ilia*, "virilha", e *tibia*, "flauta"

Obturador externo: *obturare*, "bloquear", e *externus*, "para fora"

Obturador interno: *obturare*, "bloquear", e *internus*, "dentro"

Pectíneo: *pectin*, "pente"

Piriforme: *pirum*, "pera", e *forma*, "formato"

Quadrado femoral: *quadratus*, "quadrado" ou "retangular", e *femur*, "coxa"

Braço

Bíceps braquial: *biceps*, "duas cabeças", e *brachium*, "braço"

Braquial: *brachium*, "braço"

Tríceps braquial: *triceps*, "três cabeças", e *brachium*, "braço"

Antebraço

Braquiorradial: *brachium*, "braço", e *radius*, "raio"

Extensor radial do carpo: *extendere*, "flexionar"; do grego *karpós*, "punho"; e *radius*, "raio"

Extensor dos dedos: *extendere*, "flexionar", e *digitus*, "dedo, dedo do pé"

Flexor radial do carpo: *flectere*, "flexionar"; do grego *karpós*, "punho"; e *radius*, "raio"

Flexor dos dedos: *flectere*, "flexionar", e *digitus*, "dedo" ou "dedo do pé"

Coxa

Adutor longo: *adducere*, "contrair", e *longus*, "longo"

Adutor magno: *adducere*, "contrair", e *magnus*, "principal"

Bíceps femoral: *biceps*, "duas cabeças", e *femur*, "coxa"

Grácil: *gracilis*, "delgado, fino"

Reto femoral: *rego*, "reto" ou "ereto", e *femur*, "coxa"

Sartório: *sarcio*, "emendar" ou "consertar"

Semimembranáceo: *semi*, "metade", e *membrum*, "membro"

Semitendíneo: *semi*, "metade", e *tendo*, "tendão"

Tensor da fáscia lata: *tenere*, "estender"; *fasciae*, "faixa"; e *latae*, "depositado"

Vasto intermédio: *vastus*, "imenso, enorme", e *intermedius*, "o que está entre"

Vasto lateral: *vastus*, "imenso, enorme", e *lateralis*, "ao lado"

Vasto medial: *vastus*, "imenso", e *medialis*, "meio"

Perna

Extensor do hálux: *extendere*, "flexionar", e *hallex*, "dedo grande"

Flexor do hálux: *flectere*, "flexionar", e *hallex*, "dedo grande"

Gastrocnêmio: do grego *gastroknémia*, "barriga [da perna]"

Fibular (perônio): *peronei*, "da fíbula"

Sóleo: *solea*, "sandália"

Tibial anterior: *tibia*, "flauta", e *ante*, "antes"

Tibial posterior: *tibia*, "flauta", e *posterus*, "que vem depois"

CRÉDITOS E AGRADECIMENTOS

Fotografias por Jonathan Conklin/Jonathan Conklin Photography, Inc.

Modelo: Zahava "Goldie" Karpel

Ilustrações por Hector Aiza/3D Labz Animation India, exceto as das páginas: 16, 17, 18, 19, 35, 36, 39, 41, 43, 45, 47, 49, 51, 57, 59, 61, 65, 69, 71, 73, 79, 81, 83, 87, 89, 91, 93, 95, 102, 104, 105, 107, 108, 113, 119, 121, 123, 125, 129, 131, 133, 137, feitas por Linda Bucklin/Shutterstock

Agradecimentos

O autor e o editor agradecem àqueles diretamente envolvidos na criação deste livro: Sean Moore, presidente da Moseley Road; Amy Pierce, editora/designer; Brian MacMullen, diretor de arte; Lisa Purcell, diretora editorial/designer; e Jon Derengowski, editor-assistente.